国生体操

身体を整えることは、心を整えること

国生さゆり

はじめに

おニャン子クラブのころ、
ファンの方々から、一生懸命のコールをたくさんもらいました。
『国生――!』『国生――!』って。
『さゆりちゃん』でもなく、『さゆ』でもなく、
『国生――!』と。
この、愛情いっぱいのコールは、私に力を与え、
元気いっぱいに舞台を飛び回らせてくれました。

小さいころには、新学期の教室で新担任の先生が出席を取るとき、
私の番になると必ずといっていいほど戸惑い、こう言いました。
『これはなんと読むのかな?』

それを聞いた男子が一斉に答えくれました。

『こくしょうです』って。


この世に生を受けて50年、一緒に歩んだこの「国生」が体操になりました。


アイドルとして活動した時代を経て、女優の道を歩んだ私、国生さゆりは20代、30代、40代と一生懸命仕事をして、恋もして、結婚もしました。

そして50歳になるころに訪れた〝国生の危機〟。

なんとなくわかっていたけど、衣装のサイズが、お腹が、あごのあたりが……。

強烈だったのは友人の言葉。

そこで心に誓いました。

「あのころ」の国生さゆりに戻ろうって。


それから始めたトレーニング。

独自の考えだけではうまくいかなかったときに出会ったトレーナーさんが、
私の身体を、そして心までも変えるきっかけを作ってくれました。

すべては「足首」から始まりました。
正しい重心によって、二重あごもポッコリお腹も解消し、
さらにはヒップアップも！
そして背中のストレッチで二の腕もほっそり。
ダイエットではないんです。
足首を柔らかくして、重心を正し、
正しい部位を正しくストレッチしたり負荷をかけたり。
これで、身体を整えることができるんです。

それが「国生体操」。

私もこれまでは抗《あらが》うことができなかった加齢の壁。
身体を整えることで、若さが保たれることがわかりました。
「あのころ」も取り戻せました。
ただし、やっぱり「努力」は必要です。
若々しく生きていくのに、楽な道はないと思います。
大変だけど、楽しいことでもあります。

あのころ、私たちはハイヒールを履き、
斜に構えながら、時代を生きていました。
もう一度、ハイヒールで闊歩してみませんか。

軽やかで自由な心を持って、
たおやかな身体とともに。

国生さゆり

心得 三カ条

1 無理をしてはいけない。できるかどうかは身体に聞こう

★体操を行う場所は安全か、周囲に角張ったものがないか確認する。

★フローリングなど床が固いときには、ヨガマットなどを敷く。ただし、ずれやすい素材の敷物は避け、ずれにくく滑りにくい敷物を選ぶこと。

★ポーズや動作が難しいと感じたら、壁につかまったり、誰かにサポートを頼む。

★呼吸は止めずに、ゆっくり吸ってゆっくり吐くを意識する。

2 どこを刺激するのか、確認してから始めよう。

★体操を始める前に、各体操の最初のページに記載された［TARGET］を見て、どこをトレーニングするのかを確認する。

★体操中は、［TARGET］の部位を常に意識する。

国生体操

★［TARGET］以外の部位に力が入っていることに気づいたら、すぐに体勢をリセットする。

★間違った部位への刺激や負荷、間違った方法は、進化を妨げる原因になる！

3 いつまでも、命が続く限り、細く長く続けよう！

★三日坊主禁止！

★最初から完璧を求めず、まずはSession1のメンテナンスを毎日行う。慣れてきたら1種目ずつ、ゆるやかに増やしていこう。

★毎日続ければ、進歩はしても、後退はしない！

★とはいえ、体調がすぐれない日は自分を大事に、お休みすること！

Contents

Session

【注意事項】

●体調がすぐれないときや、疲れているときなどには、国生体操を行わないでください。
●飲酒後は国生体操を行わないでください。
●妊娠中の方や通院中の方は、医師に相談の上、国生体操を行ってください。
●各体操中に、筋肉などを刺激したときに感じる以外の痛みや不調が生じたら、ただちに中断してください。
●本書の著者ならびに出版社は、国生体操によって生じた問題に対する責任は負いかねます。ご自身で体調を考慮し、自己責任のもと行うようにしてください。

プロローグ

国生体操の誕生

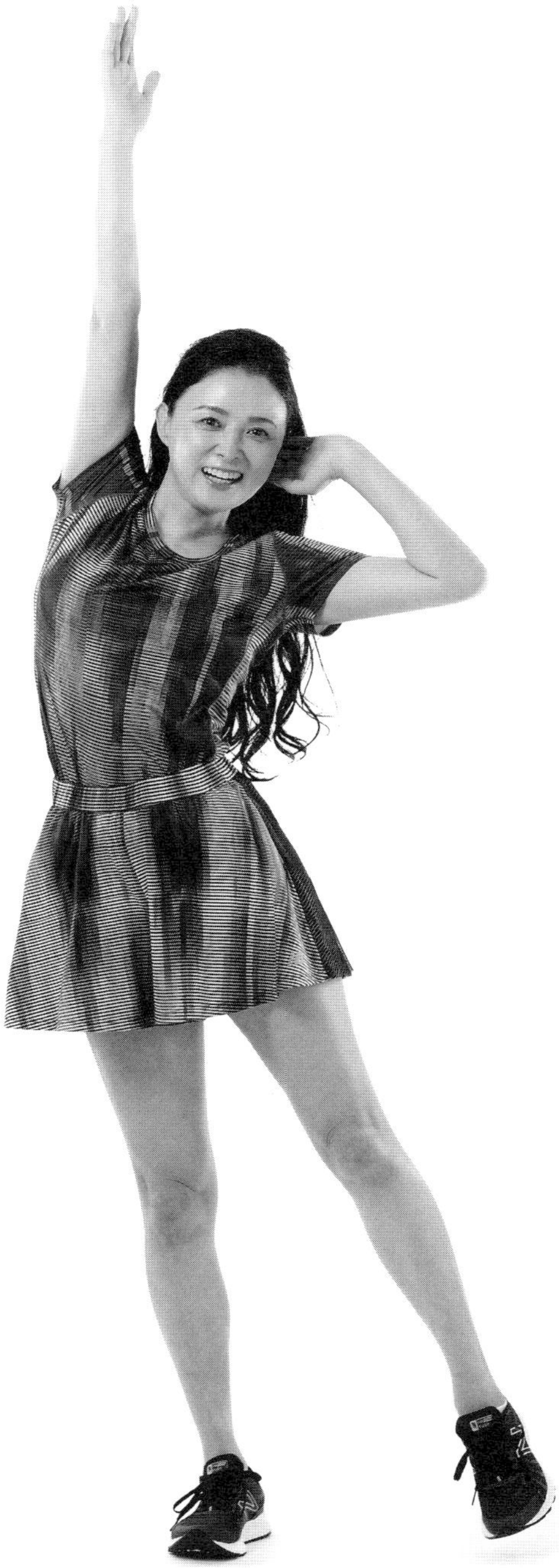

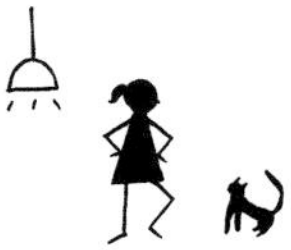

ヤバい！と気づいた瞬間
私が選んだ道は、×××の国生さゆり

「気がつけば、もうすぐ50歳」を意識したのは2～3年前のこと。

初めて、喫茶店でだらだら過ごすという経験をしたり、一緒に買い物に行ったりと、とても仲のいい女友達ができた。

10代や20代のころには、仕事場以外では出会いが少なくて、仕事が絡むと純粋な友達にはなりづらかった。若いころにやっておきたかった友達づくりがようやくその時期にできた感じ。

友達ってありがたい。ズバッと本音で話してくれる。

あるとき鹿児島で、その友達と温泉に入ったら
「さゆりちゃん、背中がおじさんだね」って！

めちゃくちゃドキッとした。だって、おじさんだよ、おじさん。背中がって！

でも実は同じころ、私もちょっとやばいなって感じたことがあった。

それは、顔を洗おうと洗面台に乗り出したとき。なんと、洗面台にお腹が乗っかった！　これは大問題だったけど、そのときは見ないふりをしてみた。

撮影の現場で用意されたスカートのホックが留められないこともあった。そのときは、ブラウジングでなんとかごまかしてみた。

もちろんスタイリストさんは私のサイズ表に合わせたサイズの服を選んでくれているから、問題は私の身体。

「スタイリストさんに提出するサイズ表を変えなくちゃいけない!?　いや、それは妥協するようで嫌だ」

さすがにまずい！と思った。

それからは、モニターに映るあごのラインにシャープさがない、顔が大きく見える、顔だけでなく全身のシルエットも自分の思い描く姿より大きい……気になることだらけ。

とうとう自分の許容範囲を超えてしまったんだと自覚した。

ふくよかなことが悪いわけではない。それはそれで道が開けるかもしれないが、今まで私が目指してきたこととは明らかに違う。それでは自分で自分を許せない気がした。

どうする国生さゆり？

「今さら、ダイエットでもないでしょ。役柄もそれで変化する年でもないし。無理することもないんじゃない」。ハチミツのような甘いささやき。これって悪魔のささやき？

「ここはひとつ踏ん張って、お得意のド根性を見せてよ」と、叱咤する国生さゆりの声も聞こえる。

クローゼットの愛すべき洋服たちの大半が入らなくなっている現状。自分に問いかけた末、一念発起してド根性を見せてやろうと思った。

目標は3キロ減！

そのときは自分の身体能力になんの疑問も持たず、食事をほんのちょっと制限して、走ってみれば、多少時間はかかっても、30代のころのように『痩せる』と思い込んでいた。

経験した人も多いと思うけど、女性の中年期って本当に残酷。

『おばさん』という受け入れ難い評価との葛藤。

仕事などの社会的な立場の変化と一緒にくる身体の衰えは、自信をぐらつかせる。

40代には、身体のあちこちが重力に負け始めていることをつきつけられるし、若いころに楽しんだあれこれのツケも出始め、ダイエットをしてもなかなか効果が出なくなる。

何もかも若いころとは違う……。仕事でもプライベートでも、心身ともにあがき、諦めたくなくても諦めなければならないことも出てくる。

年齢を理由にして、いじけて、そこで立ち止まるのはまだ早い！　人生80年の時代、50代だってこれからまだまだ進んでいける。きっと悩みはみんな同じ。今ならまだ遅くない！

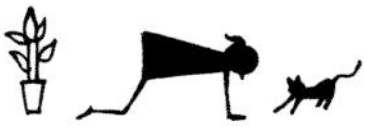

やってもやっても結果が出ないとき、救いの手が目の前に！

決意した私が最初に気にしたのは食事。実は、太った理由には思い当たる節があったから。

そのちょっと前、生活に変化があって、暴飲暴食の日々を過ごしていた。だからとにかく食べる量を減らしてみた。昔はこの程度で結果が出ていたのに、今回はなかなか結果がでなかった。

それじゃ、別の方法！と思って、ジムに行って若いころと同じようにランニングマシンで走り始めた。私は陸上選手だったという自負もあったし、まだまだ頑張れると思っていた。しかし、身体が重い。「太ったから？」なんて思いながら、忍耐で走る。そうしていくうちに足首、膝、あらゆるところが痛くなり、たった7分で悲鳴をあげた。

それを我慢して、我慢して、我慢しているうちに、エンドルフィン効果でだんだんと乗ってきたけど、動かしているところは痛いまま。

今まで酷使してきた部位だし、自分の年齢を考えれば当然のことかもしれない。長年ハイヒールを履いてきたのだから、足首も膝も腰も悪くなっても仕方がない。「加齢現象なんだな」と位置付け、悪あがきの走りを続けた。

そんなとき、突然声をかけられた。

「国生さんの足首、僕に診せてください」

新手のナンパか!?　そんなはずもなく、声をかけてくださったのは、トレーナーの中村雅貴先生だった。

「これでは思うとおりに走れないでしょう」

『はい、はい。私の足首は中学高校と選手だったころに捻挫を繰り返して故障している上に、ハイヒールやら、立ち仕事やらで痛めつけてきましたから、仕方がないんですよ。半世紀も生きてますから〜』なんて心の中で毒づきながらも、ちょうど身体のメンテナンスをしなければいけない時期になっているのもあって、中村先生に日時を決めて改めて診てもらうことにした。

後日、診療台に座った私の足首を凝視し、確認した中村先生。

「内側に傾斜していますが、いつもこうですか？」

「外反母趾もあるし、いつもこんな感じに曲がっていて、真っ直ぐではないです」

先生はさっそく、グニャリと曲がった足首と丸まった足指のメンテナンスに取りかかってくれた。

曲がった足首を丁寧に伸ばして可動域を広げ、外反母趾の親指をまっすぐにし、土踏まずにアプローチしてから、ダンゴムシ化した小指、ほとんど動かなくなっていた薬指、頑張ってすべての動きの中枢を担っている中指、親指の影に隠れて互い違いの位置に鎮座する人差し指。これらをあるべき場所に、根気よく戻す作業をしてくれた。

最初のメンテナンスの時間のほとんどは、足指と足首の調整で終わった。

メンテナンスが終了したあと、「立ってみてください」と言われて、診療台の横に立つと、足底が床についた瞬間、足指と足首の違和感がまったくない状態で、重心を感じながらスクっと立つことができた。

均等に無理なく支えてくれていることが心地よかった、自由を感じた。

「明日から少しは走りやすくなると思います」と笑顔の中村先生がいた。

この出会いから、私の肉体改造が始まった。

トレーニングに必要だった!? 脳と身体のスムーズな連携

メンテナスとトレーニングのセッションを続けていくうちに、中村先生から同僚の鈴木友規先生を紹介された。

鈴木先生は、私の身体の使い方を見て、まず胴体の動きや柔軟性が足りていないこと、そして重心が乗る足の位置にも偏りがあることを見抜き、それまでのトレーニングの内容をガラリと変えた。

それは『脳と身体を連動させるトレーニング』。

これを始めたころは大汗をかいた。てんてこ舞いだった。見ているとごくごく簡

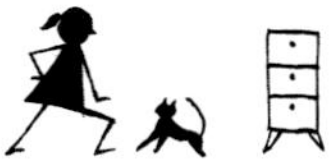

単な動作だし、脳で司令して、動かしたい部位だけを、ただただ動かすだけなのに、脳を使うと汗をかき、エネルギー消費がずば抜けて上がると初めて知った。

例えば、肩幅に足を開いて、直立して、腰を起点に身体を揺らす。その起点を少しずつ、おへそ、みぞおち、鎖骨と移動させていく。これがなかなかスムーズにいかない。他の部位が動いてしまうか、まったく動かせないか。自分の身体なのに思うように動かせないことがもどかしかった。

そして痛感した。

「こんなにも、脳と身体に距離があったんだ」って。

チグハグに動く身体を鏡越しに見ながら、漠然とだけど、閃いた。

「アァー！　今まで、考えなくても、なんとなくできちゃうし、やれちゃうトレーニングしかしてなかったんだ！」

考えて脳を働かせながら、身体にひとつの動作をさせる。この伝達連動動作トレーニングが重要だと知ったこと。これも大きな収穫だった。

セッションではボールを使ったり、競争心を煽ったり、できないことを悔しがらせたり、鈴木先生は集中力と好奇心を刺激して、単調になりがちなトレーニングを見事にアシストしてくれた。

セッション以外にも、私はこのトレーニングを毎日やって、今日よりも明日、明日よりも明後日という気持ちで、少しずつコツコツ積み上げていった。

伝達連動動作トレーニングが実を結び、身体が自由に動かせると感じ始めたころ、今度は重心バランスのトレーニングが始まった。

踏み台左端に右足で片足立ちする、片足立ちしている右足の親指と人差し指を台からはみ出させて、宙に浮かせ立てるようになったら、先生が差し出す手のひらに10回タッチする、キャッチボールをする、何かを考えながら運動させる。本当に鈴木先生はよく思いつくし、発想力がすごい。どんどん面白いトレーニングをさせてくれる。

『静と動』で真逆だけど、心のありようはなんとなく禅に似ていると感じた。そういえば、鈴木先生に初めて会ったとき、俗世を離れたお坊さんみたいな人だなぁという印象だった。

お腹を締める感覚はクワガタムシ
それを意識することは肉体改造の要

最初に書いたが、ここ数年、ポッコリお腹がとても気になっていた。幼児体型のような、おじさん体型のような……。

トレーニングを続けているうちに、中村先生から、「お腹を締めて」とよく言われていた。「お腹を締める？」「どうすればその感覚が感じられるの？」とその都度聞いていた。

「お腹を締める」の実感が持てないまま、お腹を凹ませると肩が上がり、今度は「肩は下げて」と注意される。あれやこれやとなると、プチパニックに陥る。すると呼吸がぎこちなくなり、窮屈な姿勢になって、「はぁー」っと息を吐く。それとともに、寄せたはずのお腹が再びポコンと返ってくる。

こうなると、恥ずかしくて笑うしかない。

一方で、鈴木先生からはどのトレーニングをしても、「太ももを使わないでください」と言われるようになった。お尻で支えるべきところを「太もも」が代わって支えていたのだ。言われてみれば、私の太ももは立派な筋肉をしている。

「これか！　私を支えてくれたのは！」

もちろんこれまでの太ももの大活躍には感謝の気持ちでいっぱいなのだが、これからは少しお休みしてもらって、太ももの筋肉を使わないようにすることが課題になった。

お腹を締める感覚は相変わらず実感できずにいたが、太ももを使わない、国生オリジナルの息を吐き切りながらお腹の奥の方を締める腹筋メニューに変更になった。少し腹筋がついてきたころ、いじめ抜いた腹筋の痺れる感じが、私にお腹を締める感覚を教えてくれた。

「あー、クワガタムシのお腹が締まっていく感じ！」

抽象的でわからないかもしれないけど、お腹が中心線に向かって絞り込まれていく感覚。クワガタムシか仮面ライダーの腹筋をイメージすると、お腹を締めるという感覚が習得できた。

それからはトレーニングをしているとき、立っているとき、歩いているとき、常にそのイメージを頭の片隅に置くようにした。

腹筋トレーニングを終えると、息は上がり、お腹の底がキューっと熱くなる。それは、脂肪が燃焼しているかのごとくに思え、私のやる気に繋がった。少しずつではあったが、弱点を克服でき、立ち姿まで変わってきた。反り腰は改善され、重心は足首の下にあり、足指はまっすぐ伸びやかな佇まいでいてくれるようになった。

すべての始まりは足首だった。これも、中村先生と鈴木先生のおかげ。とても感謝している。お腹を締めることができたのは、これからの私の肉体改造にとって、大きな糧になったと確信している。

二の腕問題、攻略するなら背中から!?

さて、私にはもうひとつ問題があった。それが二の腕。

とにかく私の二の腕は太い。おニャン子のころ、お仕着せのノースリーブ衣装を泣く泣く着ていた。

細いのに少し筋肉がついていて、ノースリーブワンピースを何気なく着れる二の腕。理想的な二の腕は、女性の憧れだ。

二の腕が太いのは、なで肩で肩幅がないせいだと、ずっと思っていた。生まれ持った体型のせいだと思っていた。美しいノースリーブの洋服を諦め、恨めしさが残る思いを何度したことか。

鈴木先生は、最初のころ、二の腕を鍛えるトレーニングをしてくれたのだけど、ある日パタッとそれをしなくなった。代わりに始めたのは、背中を鍛えるトレーニングだった。

「二の腕のたるみを、背中の筋肉で引っ張るイメージです」

「二の腕のトレーニングは一切しません。そもそも必要以上に二の腕が頑張りすぎているので、使う部位の割合を変えることで細くします」

「国生さんの場合、背中がすべき仕事を、二の腕がしています。だから肩が上がる。

だから二の腕が太くなる、だから背中を鍛えます」

それを聞いて、私は目からウロコが2枚も3枚も落ちた。

たしかに！　ボトックスの原理に似ているのね！　妙な納得の仕方だが、私の場合は使わせないようにすれば細くなるということだと思った。

私はマシンを使ってのトレーニングを交え、ジムに行かない日は自分でもできる体操を教えてもらって、背中を鍛え続けた。肩を肩甲骨の方に流しながら、決して、肩を上げず、この二の腕を使わないことを意識しながら行う。

1カ月後のある日、ジムのお風呂の洗い場で、合わせ鏡に映るキレイな背中のお姉さんを見た。

と思ったら、よく見るとそれは私！　私だった!!

このことは大きな自信につながった。不思議と二の腕もほっそりしてきている。

俺の背中について来いと、男前の人は胸を張って言うけれど、女前もやはり背中だった。背中を鍛えて、損はない！

キレイになるには痛みをともなう!?

でも、10年後にはステキな自分が待っている

それにしても、陸上選手だった自分の身体がこんなにも動かなくなるとは思ってもみなかった。加齢は仕方のないこと。でも、嫌なものは嫌。


加齢という言葉に支配されて、ただ衰えに任せたくはない!

加齢の速度をゆるやかにしよう!

なりゆきで諦めてきたファッションやハイヒールを取り戻そう!


自然の法則でいずれ自分ではどうにもできない時期がくることはわかっているけど、今ならなんとかできる。

諦めずにベストを尽くしたいでしょ!?

尽くすでしょ!!

私は、努力して、肉体の老化をストップさせる、できることなら若返らせる、そう覚悟したとたん、中村先生との出会いがあった。それってとても幸せなこと。その後もうひとり、鈴木先生にもお世話になっている。

大げさかもしれないけど、この出会いは神様からの贈り物だと思っている。

ふたりとも30歳前後の男性で、運動に対するアプローチが昔の根性論とは違い、「できるようになりましたね！　努力しましたね！」って褒めて伸ばしてくれる。

とはいえ……

「先生、私に痛いコトしかしないでしょ！」

「今、僕と出会えてよかったですよね」

これは、ある日のトレーナーと私の会話。さびついて動かなくなった関節や筋、筋肉をほぐすメンテナンスは、場合によってはすごく痛い。長く使っていなかった筋肉を動かすトレーニングも痛い。先生といるといつも痛い思いをするなと思って、つい弱音を吐いてしまったのだ。

でも、「先生の言葉」に思わず納得。

先生たちはいつも、私たちトレーニングを受ける者にそういう気づきを与えてくれる。

そうだよね。自分のためだもん。キレイになるのって、痛いんだよね。

本当に今、先生に会えてよかったと思う。

10年後ではなくて、本当に今でよかった。

トレーニングを始めてから1年。おかげでだいぶ足首も柔らかくなって、できなかったいろいろな動きもできるようになってきた。

「昨日わからなかった筋肉の使い方がわかるようになった」

「前回はできなかった動きができるようになった」

「10日前より、少し細くなった」

そういった小さな進歩から着実に前進している自分を実感し、それが自信につながっている。

そして目覚めた私の理想は、「柔軟性があり、たおやかな筋肉をつけた細身の身体」。いつか自力でブリッジができるようになるのが密かな夢、いや野望かな。

そう思っていたが、実はそれから1カ月もしないうちに、自力でブリッジができるようになった！

嬉しい、こんなに早くできるようになるなんて！

次の夢はまだ未定。身体と相談して、見つけていきたい。

トレーニングを続けて、副次的に、トレーニング中の自分の身体と対話できるようにもなった。

痛いところがあれば「今まで頑張ってきてくれたんだな」「わかった、わかった、なんとか治そうね」って、自分の身体が愛おしく、労わろうと思う。

「今やっていれば、10年後、ステキな自分がきっと楽しい時間を過ごしているから、これもうちょっとやっておこうね」って励ましたりもしている。

昔だったら、人と比べてネガティブになって、落ち込んでいただろうけど、今は純粋に自分の身体のありようを見つめて、「私はこうありたい」と思う方に向かって行動している。あんなに自分のことを否定していたのに、自分と向き合ったら自信が湧いてきた。

ありのままの自分を認められるようになったのもトレーニングのおかげ。

トレーニングってすごいよね。

「年齢からは想像できない、柔軟性のあるしなやかな身体が手に入る！」

「丸い背中とさよならできる！」

「自分の身体を客観的に見ることができる！」

「心まで強くなって、今の自分に自信が持てる！」

ひとつの出会いが自分に自信を持たせ、心身ともに進化させようとしている。

中村先生と鈴木先生に出会えたから、トレーニングの大きな意義を知ることができた。

すごいことだから、素晴らしいことだから、多くの人に知ってほしい、多くの人に実践してほしい。

そんな気持ちで、私が続けてきたトレーニングから効果的な体操を抜粋したのが「国生体操」。

先生がいなくても、自分でできる体操のプログラム。

ひとつひとつ、どこを使うか意識して、毎日コツコツと続けていこう！　そうしたら、1年後、10年後、きっとステキな時間が待っているはずだから！

国生体操

さぁ、今から体操
始めましょう!!

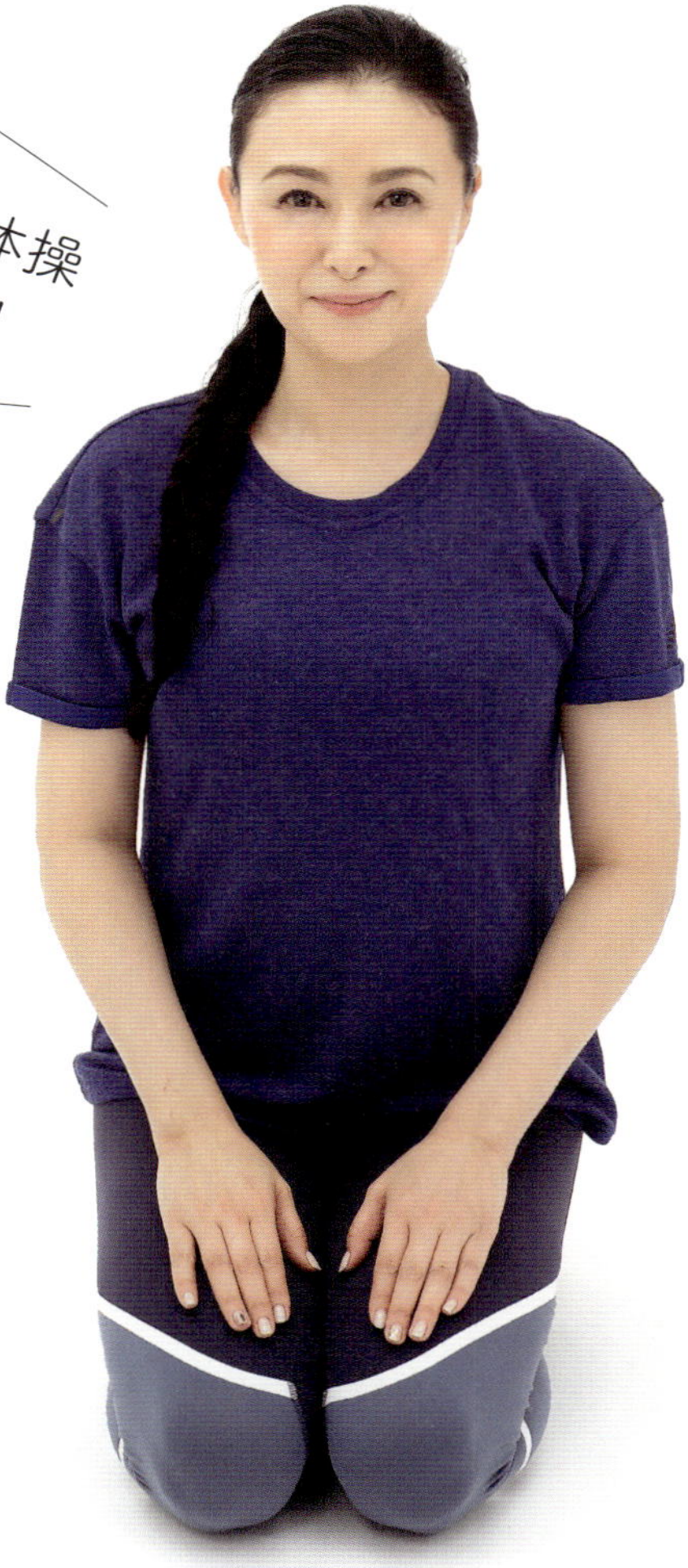

身体の負のスパイラルを正すことが快適な身体とあるべきスタイルへと導いていく

多くの現代人が感じる「腰痛」「肩こり」「関節痛」や、「身体の歪み」や「スタイルの崩れ」。
加齢だから？と思われがちですが、
若い人でも感じる症状や現象です。
そして怖いことに、年齢を問わず、
身体の不具合は連鎖して起こっていきます。

『国生体操』は使うべき部位を
正しく使うように意識しながら行います。
まず重心を正しい位置へ戻すことから始めます。
本書でいう「重心の位置」は
日常生活で身体を整えることに着目したときに

重要なポジションです。
そして末端の関節や筋肉に負担をかけずに、
効率的に動けるようにするためのトレーニングでもあります。

本来あるべき位置に重心が乗れば
身体は自然とあるべき位置へと導かれます。
つまり、あるべき快適な身体、
あるべきスタイルに導かれていくのです。

『国生体操』は、そのための土台作りとなる
足指の機能改善と
足首の柔軟性を高めるメンテナンスや
足の重心位置を覚え、
そこに体重をのせて行う脚・臀部・骨盤・上半身の
トレーニングで構成されています。

下半身の不具合の連鎖は
足の指に負担をかけないようにすることで解消しよう

足の指が動かなくなる、または動きが悪くなるとどうなると思いますか？

●足首が動かなくなる↓ふくらはぎが固まりむくむ。

●足裏のアーチ（土踏まず部分）の働きが悪くなる↓バランスを崩しやすくなる↓膝がぐらつく↓膝がねじれる↓股関節がねじれる↓反り腰になる↓腰に負担をかける↓腰痛になる。

●股関節がねじれる↓肩関節がねじれる↓姿勢が悪くなる↓肩こりなどの症状が出る。

というように、足の指に負担をかけることが、思いもよらない症状を引き起こしてしまいます。裏を返せば、それだけ足の指に負担をかけない動き方をすることは重要だということです。

本書で紹介する足指のメンテナンスと運動を行って、足指に負担をかけず、足指を正しく機能させていきましょう。

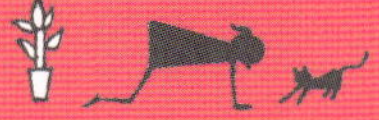

2 身体の前側を緩め、後ろ側（背中やお尻）を使えるようにする

日本人は古来の生活環境から、身体の前側についている筋肉や関節が固まりやすく、そのため円背《えんぱい》（猫背）になる傾向があります。近年では、生活の便利化が進み、姿勢を保持するための筋力が落ちてきていること、スマートフォンの普及、またストレス反応でも前側の筋肉は防御的に収縮するので、無意識のストレスが関係しているのかもしれません。

女性に多い反り腰の原因のひとつとして円背もあります。これは円背を正して姿勢良くしようとすることから起こるものです。

まずは、前側を緩め、後ろ側の背中やお尻を正しく使えるようにしましょう。

3 膝、もも前で踏んばらずに背中、お尻で立つ、動く

膝で踏んばれば膝に負担がかかります。本来背中やお尻で支えたいところを、太ももが代用し、太もも前を使って歩くことによって太ももが太くなることもあります。

背中とお尻を意識して歩くことが大切です。

少しずつ、動きの質を変えていきましょう。

そしてシュッと伸びたステキな足を目指しましょう。

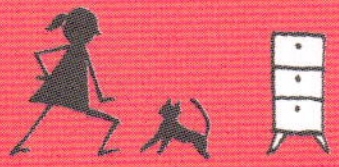

4 胴体の動きに手足がついてくる、「しなやかで美しく、疲れづらい身体と動き作り」

何か動作をするのに、胴体が固まってしまっていると、末端の手足に必要以上の力が入りやすくなります。それによって肩などのこりや不具合が起こります。

中枢から末端に力が伝わる動作は、とても自然で、しなやかで美しく見えます。

そして本来の動きができるようになれば、ほかの部位への負担も減り、疲れづらくもなります。

身体を動かす際には、胴体も意識しましょう。

5
何をするにも呼吸は大切。運動中にはしっかり呼吸する意識を持つ

何か動作をしようとするときは呼吸が止まりがちです。

呼吸は生きるための手段であると同時に、身体の緊張をほぐし身体の正しいポジションを維持するために、また動作のタイミングをはかるためにも、重要な役割をします。

体操を行っているときは呼吸を止めないように心がけましょう。

呼吸は鼻から吸って口から吐くようにしましょう。

6 いつまでも思ったとおりに身体を動かせるように、脳と身体をつなげるエクササイズ！

国生体操のなかには、ボールを操作しながら行う種目があります。これは脳（意識やイメージ）と身体（動作）をつなげる効果があり、同時に「私の手」「私の足」という認識も深めてくれます。

脳から指令が出て、身体は動きますが、残念なことに加齢とともに、脳から指令は出せるけれども、身体はその指令どおりに動けなくなるという現象が起こります。ボールを使った運動は、それを防止・改善するエクササイズ。ほかの動作や運動でも脳からの指令を意識して、脳と身体の距離をどんどん縮めていきましょう。

7 代償動作をしないように意識し、クセをつける

代償動作とは、「本来、目的とする部位や使うべき部位以外の部分を使ってしまうこと」です。

例えば、お尻を使うべきなのに太ももで支えてしまう、家事の最中に何かを取ろうとして肩に力が入ってしまう。デスクワークをしている人だと、指先、手首、肩に余計な力が入ってしまうなど。また本書で紹介する体操でも、白鳥のポーズでは「肩に力を入れてしまうクセ」が、またボール8の字ではボールが気になって手や腕にばかり力が入ることが代償動作です。

何気ない姿勢や動作のクセなどの影響が大きいとされていますが、代償動作によって、筋肉痛や他部位のコリが生じます。また、使わなくてもいいのに使ってしまうことで、太くなってしまうこともあります。

その動作、その運動で使うべき部位はどこなのかしっかり認識し、その部位以外は使わない意識を持って体操をしていきましょう。

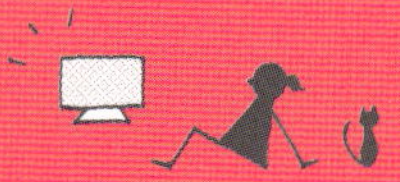

8 体操の時間をきっかけに、普段の動きを変える

人間は習慣の生き物です。

動きの質を高めることで、日常的な立つ、歩く、曲げたり伸ばしたりなどの動作をするときに、「勝手にトレーニングされている状態」を作っていきましょう。

この習慣は、あえて時間をとって体操やトレーニングをしなくても、普段の生活のなかから快適な身体、きれいなスタイルを生み出してくれます。

Session

0-1

立ち方を確認しよう

正しい重心、正しい姿勢

重心を定め、お腹を締めて、

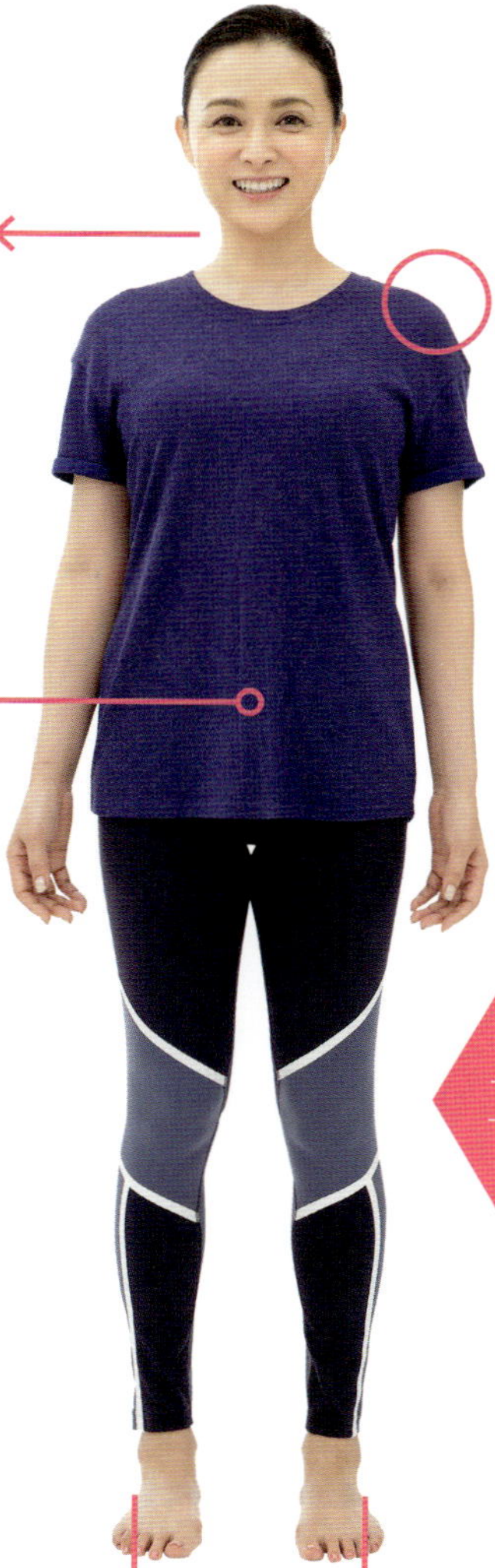

真上に
引っぱられる
イメージ
首を長く
肩の力を抜く
お腹を
締める
正面から
両足に均等な重心

~Tachikata~

頭の先が天に届くように！

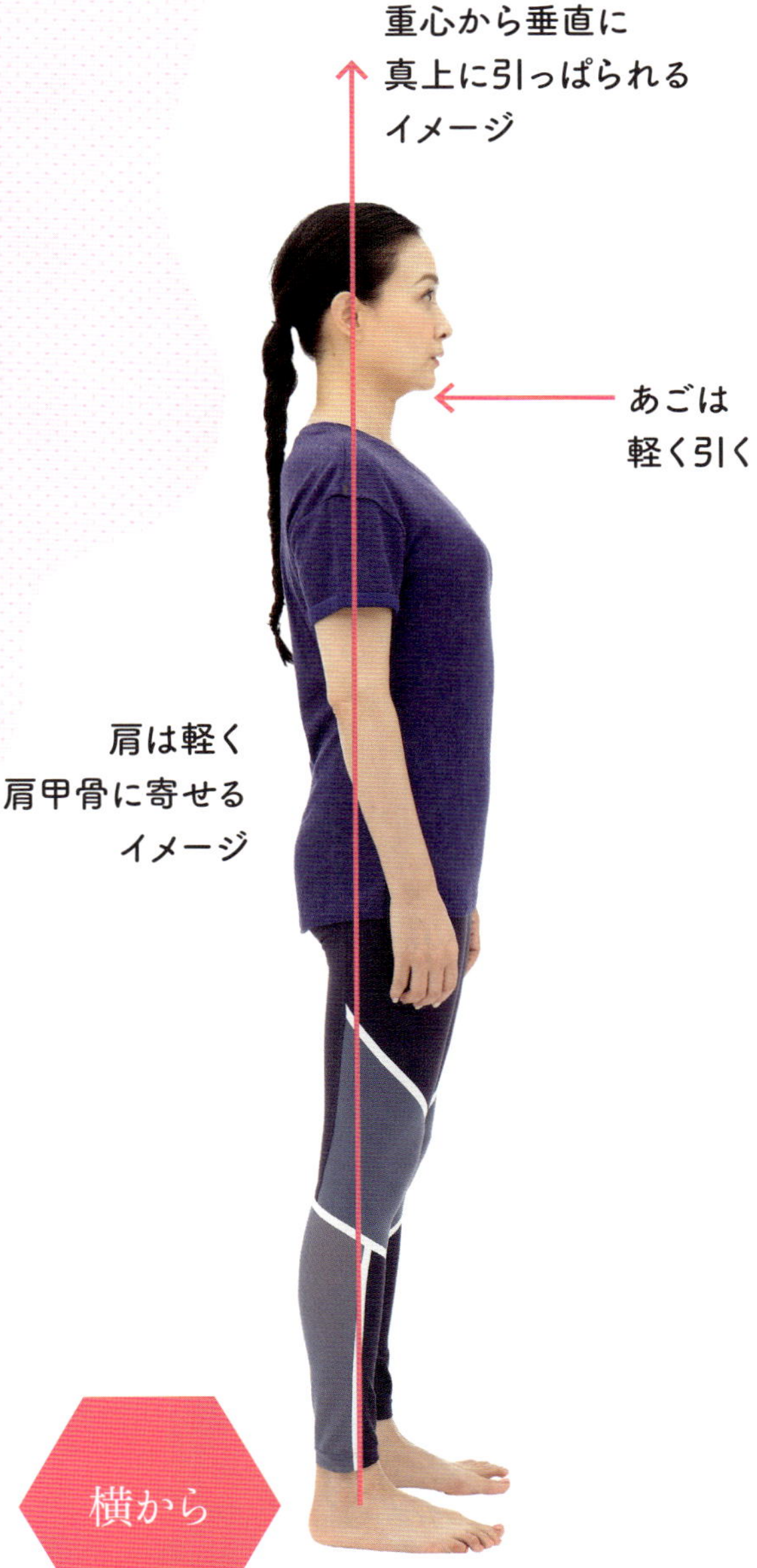

重心から垂直に
真上に引っぱられる
イメージ
あごは
軽く引く
肩は軽く
肩甲骨に寄せる
イメージ
横から

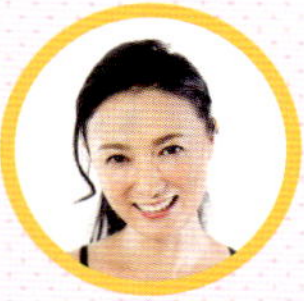

体操を行っているときは
呼吸を止めないように心がけましょう。
呼吸は鼻から吸って
口から吐くようにしましょう。

NG
これはダメ！

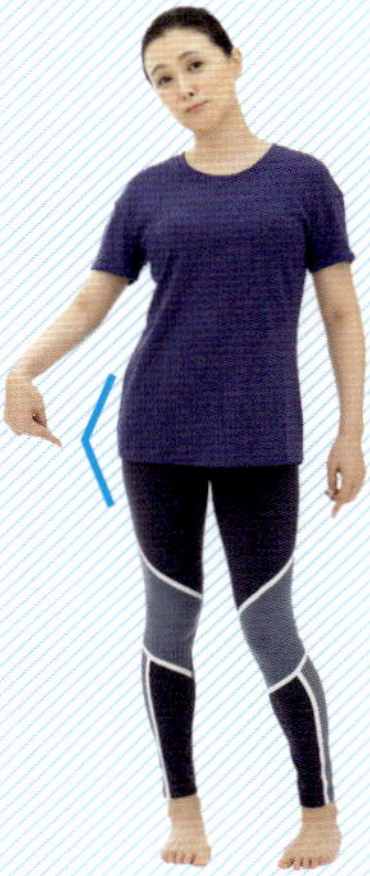

片足に重心が
偏っている。

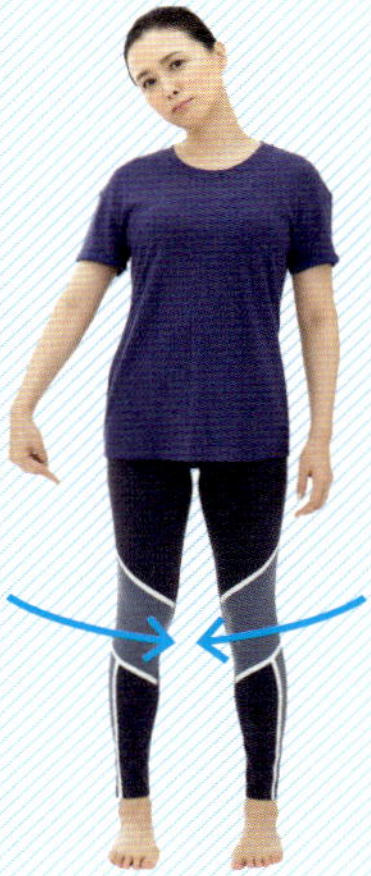

ひざが内側に
入っている。

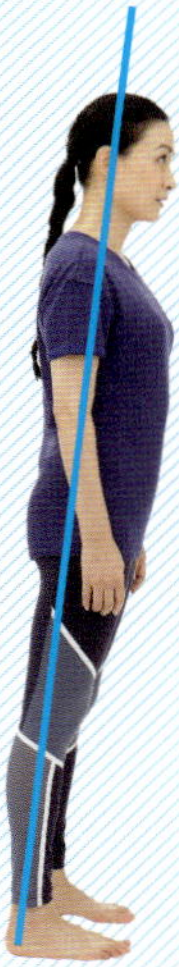

重心が前にかかり、
身体が前傾している。

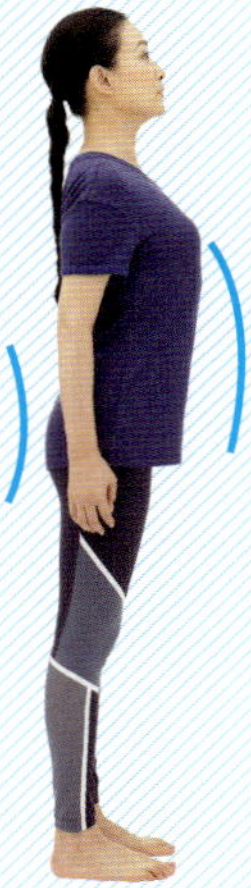

反り腰になっている。
胸を張っている。

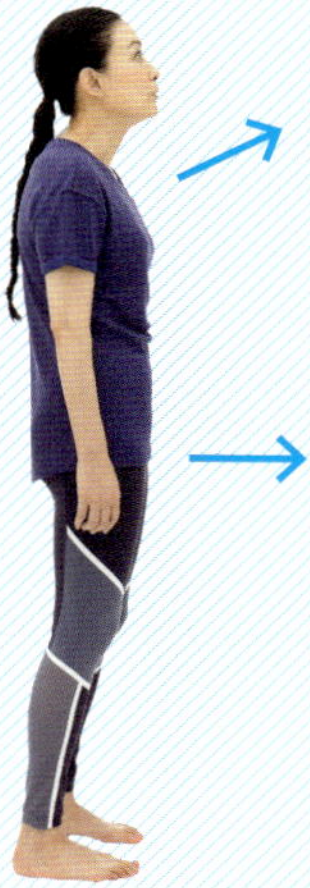

あごが前に出ている。
お腹が締まっていない。
お尻が落ちている。

重心を確認しよう

重心は、くるぶし下と薬指の延長線上がクロスするところ。

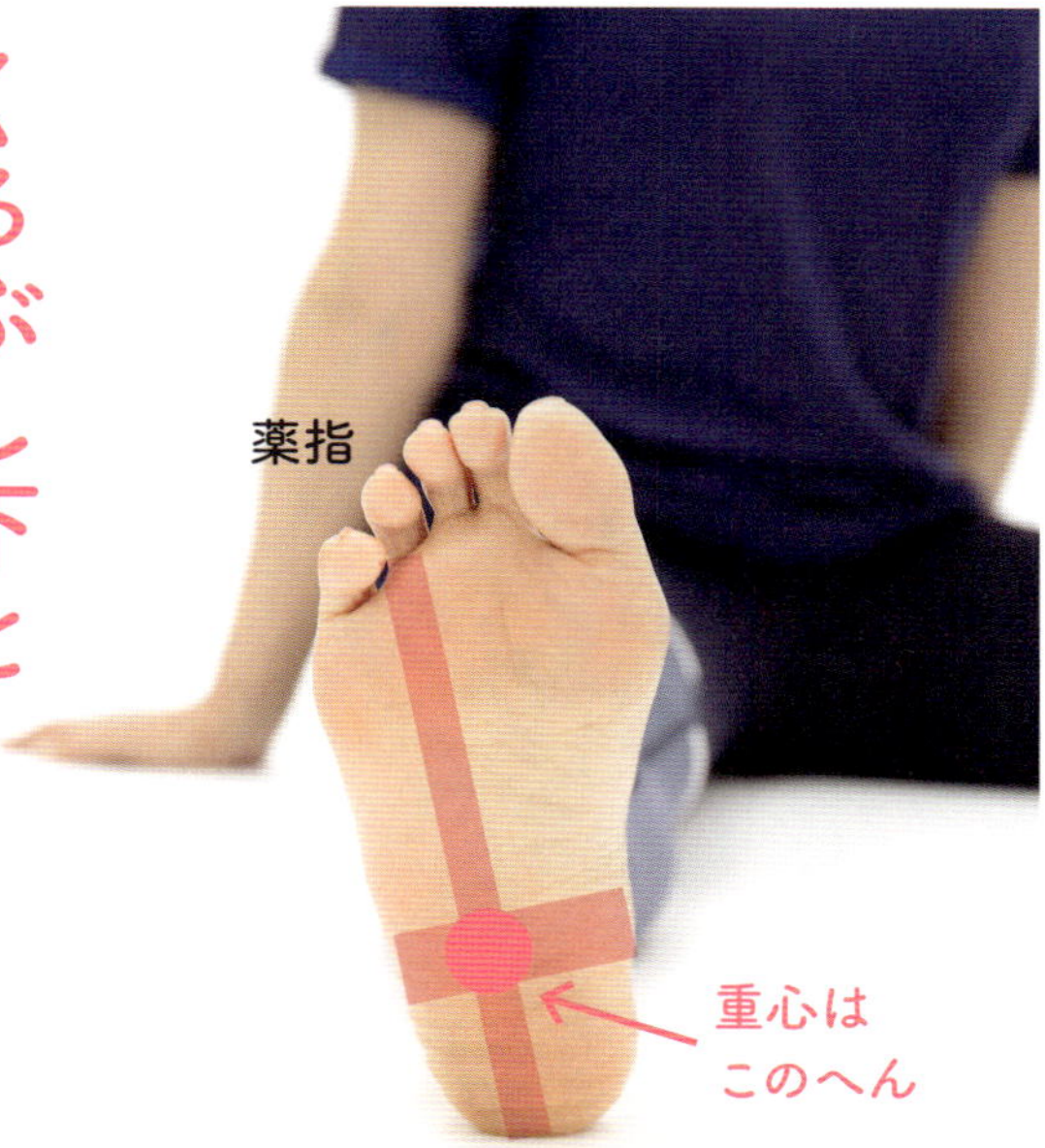

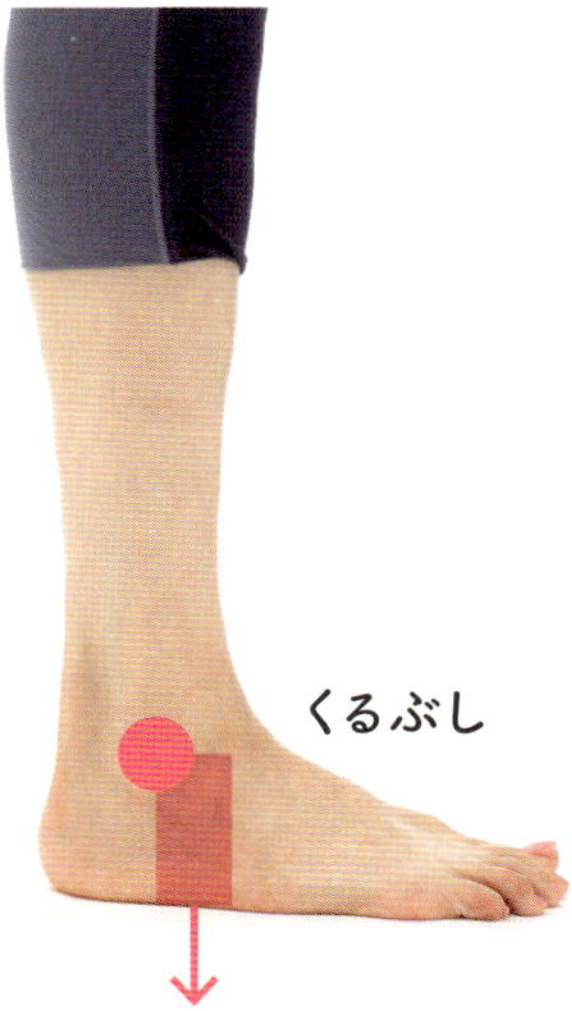

~Jushin~

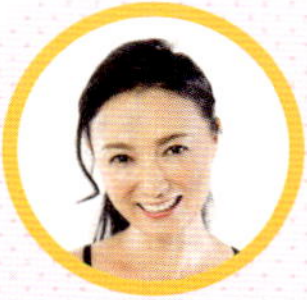

想像より、外側後ろ側のイメージかも。
親指下の母趾球に
重心を感じている人は、
早く修正しましょう！

Session 1

足指・足首

母《ぼ》趾《し》小《しょう》趾《し》曲げ

~Boshishoshi~

足指は運動の要。母趾小趾曲げで、足首機能のアップとふくらはぎを改善!

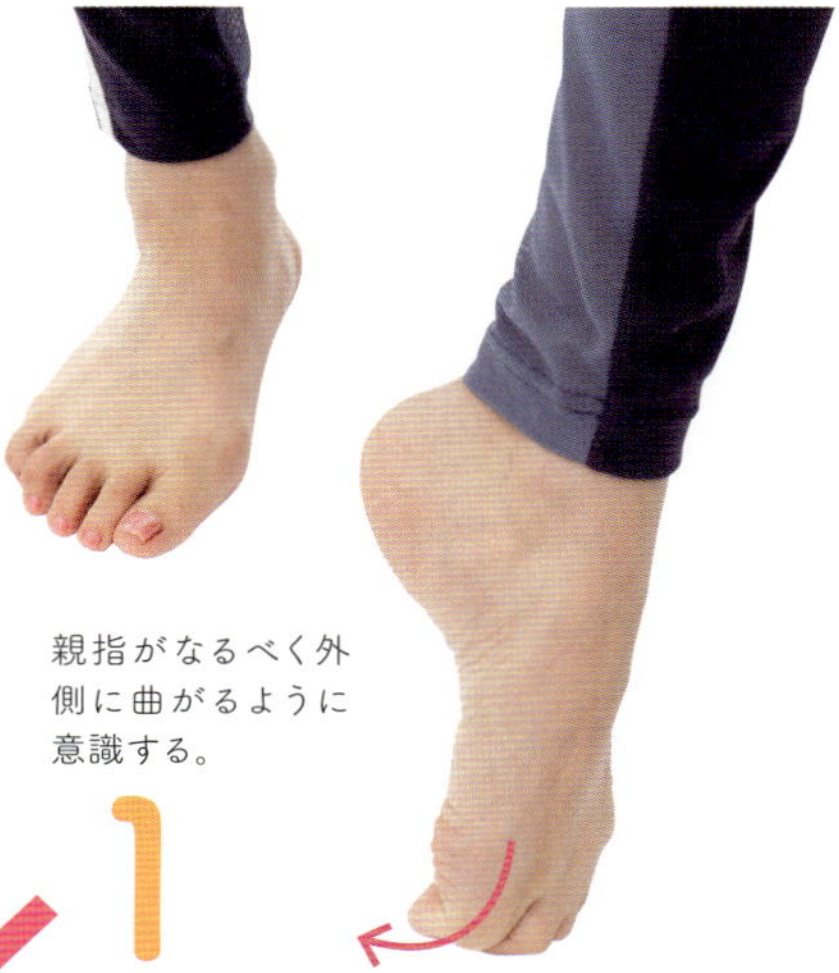

親指がなるべく外側に曲がるように意識する。

1

親指（母趾）の人差し指側のつま先が地面についたまま、親指を曲げて10秒キープ。

NG
これはダメ!

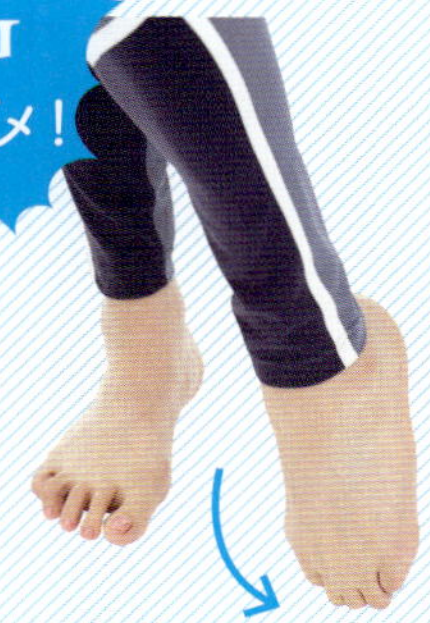

親指を曲げるときに、指先が人差し指側（内側）に曲がる。

TARGET 足指、足首、ふくらはぎ

ROUTINE 親指と小指各10秒×両足×2セット

EFFECT
- ♡足指の動きを向上
- ♡足首の柔軟性向上
- ♡ふくらはぎの柔軟性向上
- ♡足首とふくらはぎのむくみを改善

手を使って足指・足首メンテナス

手を使って足指とアーチの柔軟

足指の動きをより良くするためと、足裏のアーチづくりに効果的！　足指の付け根あたりを持って、左右に動かすだけの簡単なメンテナンスです。

++++++++++++++++++++++++++++++++

❶足首を（くるぶしあたり）を同じ側の手で持って固定する。
❷足指と付け根あたりを足裏側から持って左右に10回ねじる。

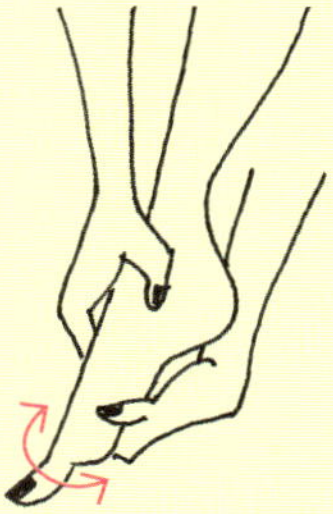

手を使った足首まわし

足首を柔らかくするためには、手を使って回すのも効果的。足首の柔らかさはすべての運動につながります。

++++++++++++++++++++++++++++++++

❶足首（くるぶしあたり）を同じ側の手で持って固定する。
❷カカトあたりを足の裏側から反対の手で持って、右に5周、左に5周回す。

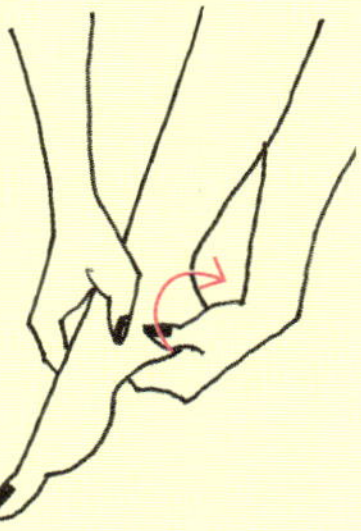

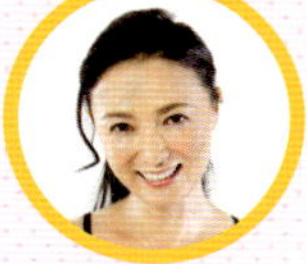

足指のメンテナンスを続けると
立ち心地が変わっていきます。
早く皆さんに実感してほしいな！

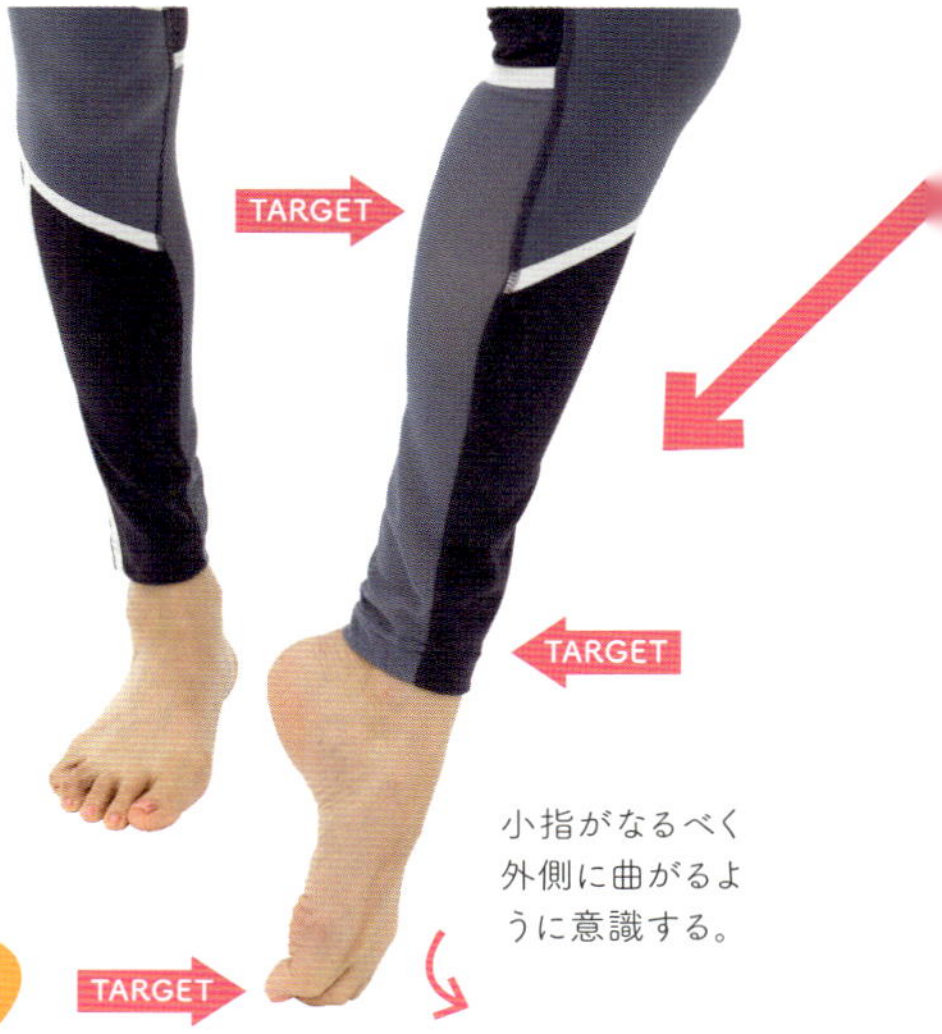

2

小指（小趾）の爪が地面につくように、小指を曲げたまま10秒キープ。

猫のポーズ

胸部をほぐして、上半身の動きをスムーズに！

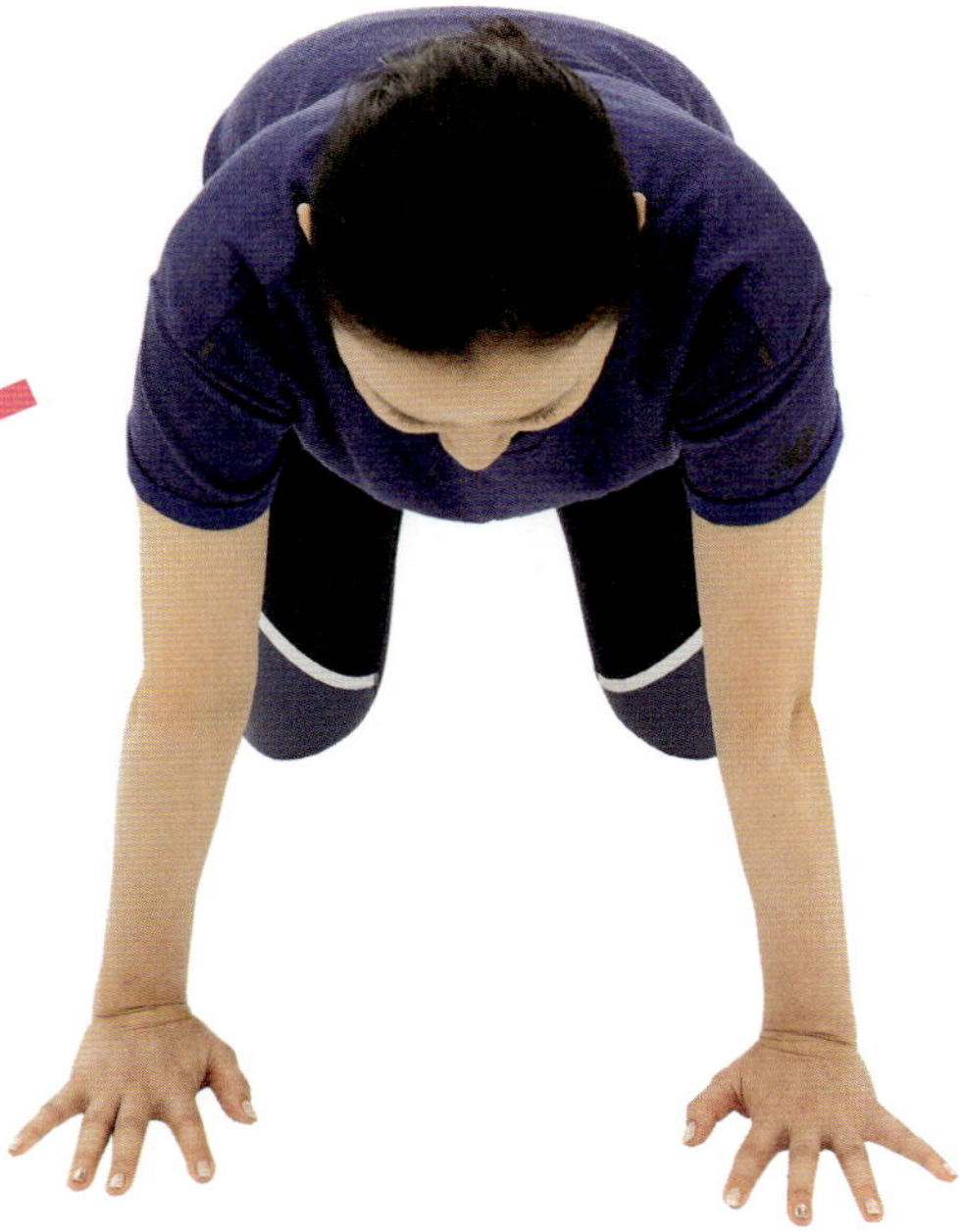

~Neko pause~

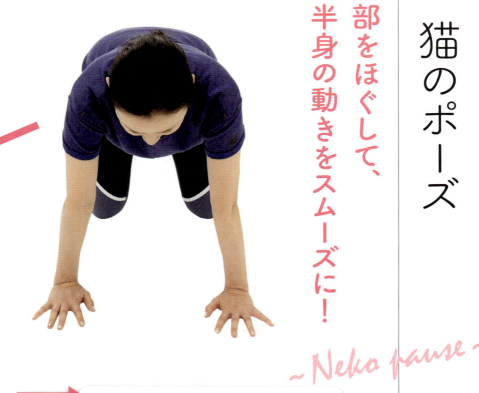

TARGET 胸郭の側面（肋骨周囲）の筋肉や関節

ROUTINE
ポーズのあと深い呼吸**3**回×左右**両サイド**×**3**セット

EFFECT
♡胸郭を伸ばす
♡肋骨周囲を動きやすくする

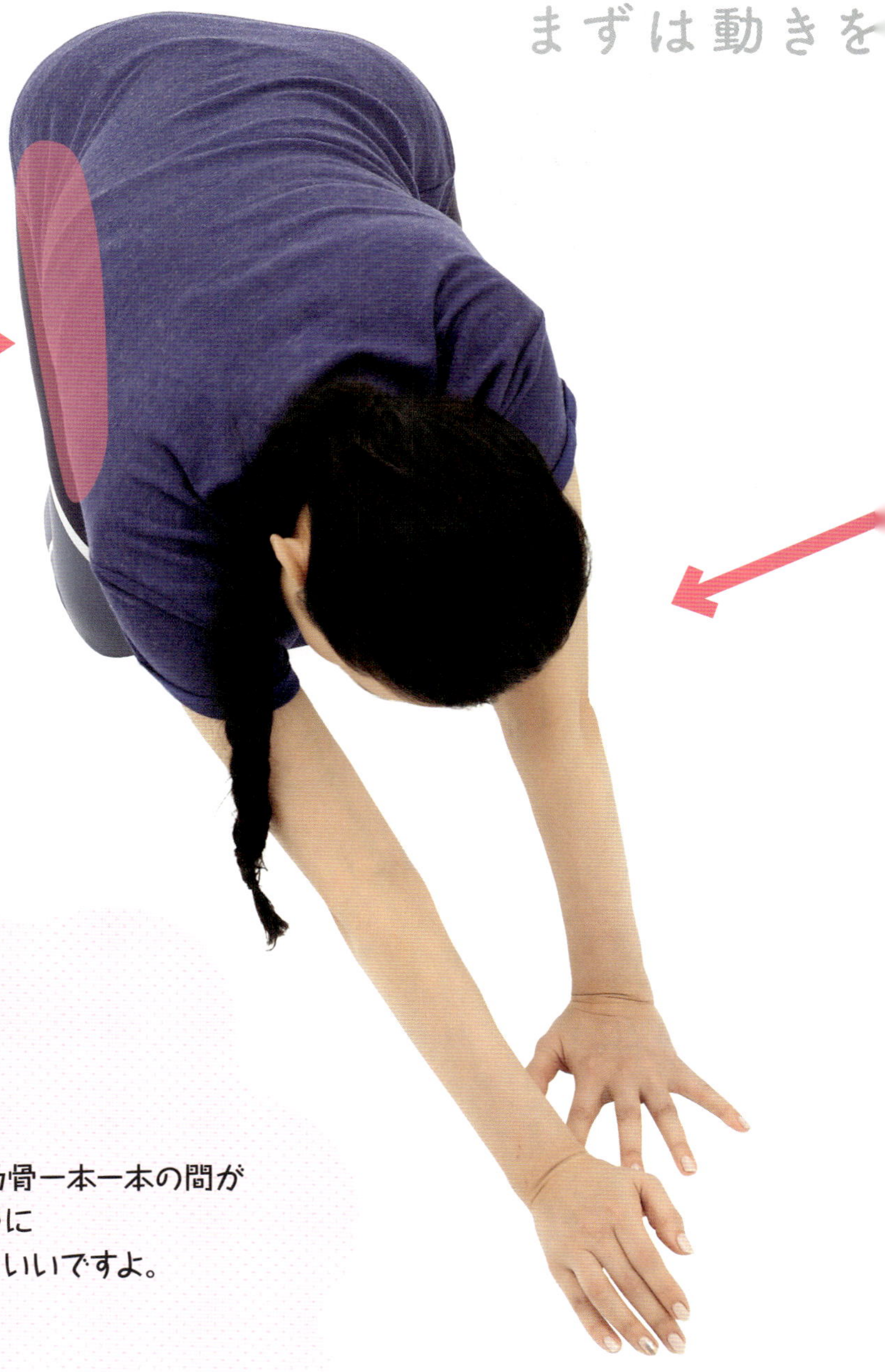

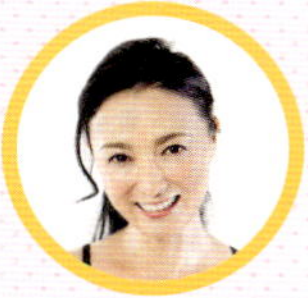

意識は体側！
そして体側の肋骨一本一本の間が
開いていくように
イメージするといいですよ。

動きを分解

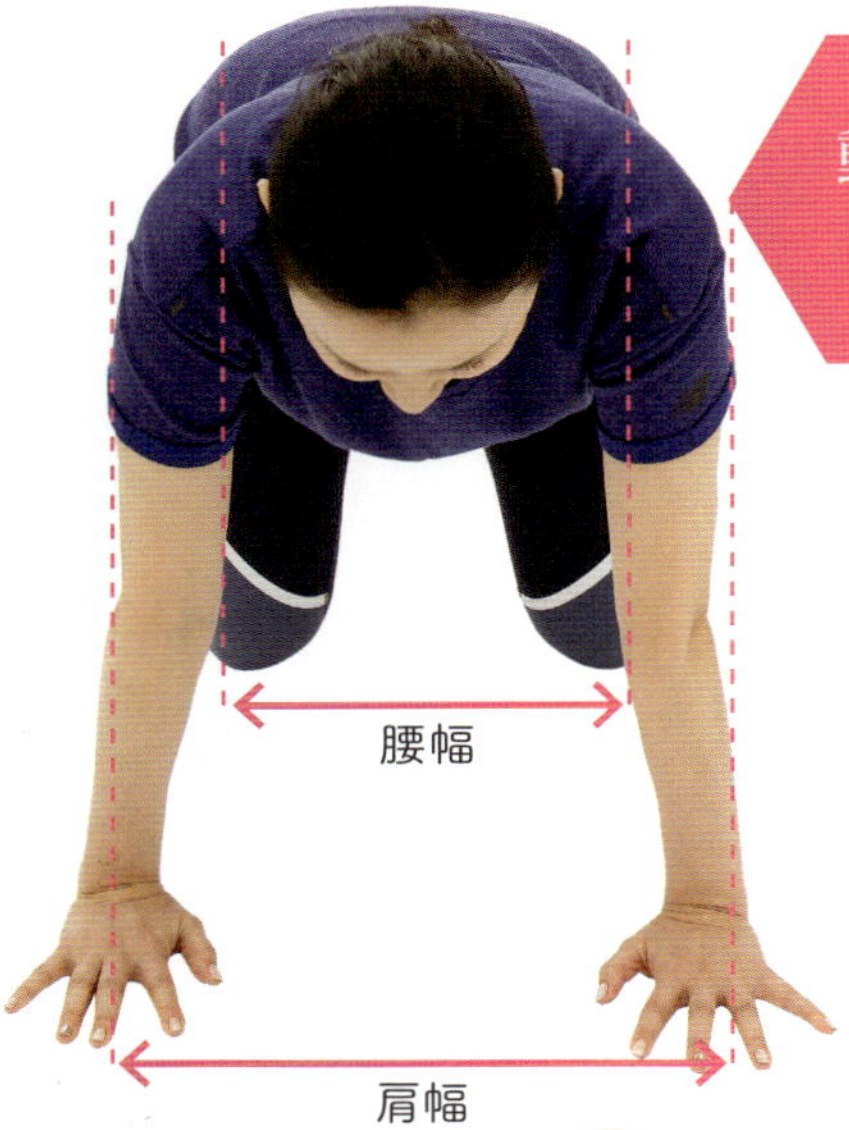

1

両ひざ、両手をついて、
四つん這いになる。

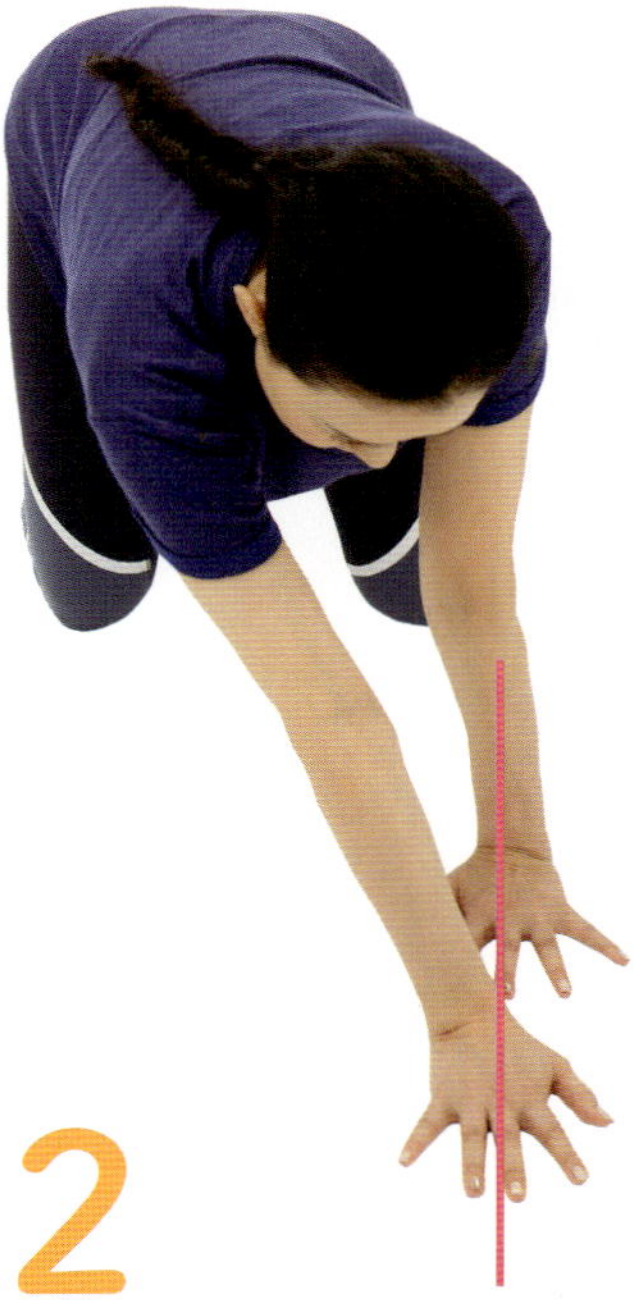

2

右手を
左手の前に置く。

横から見ると

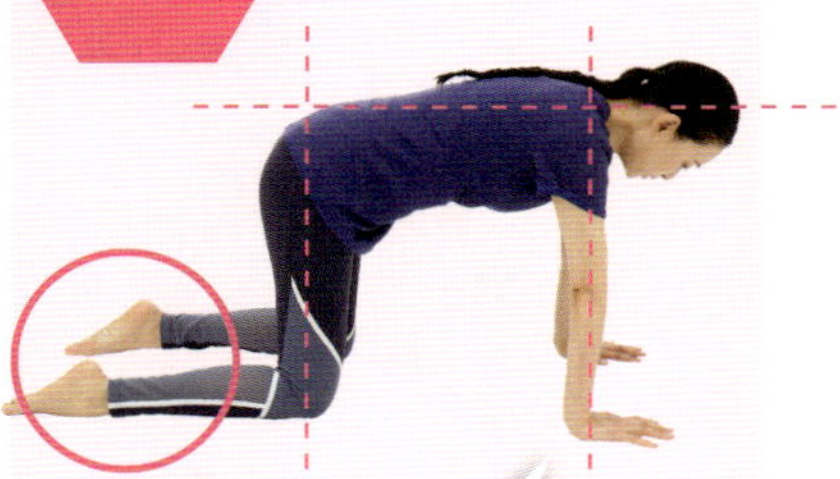

背中は地面と水平に、
大腿部と腕は垂直に。
つま先は立てない。

NG これはダメ！

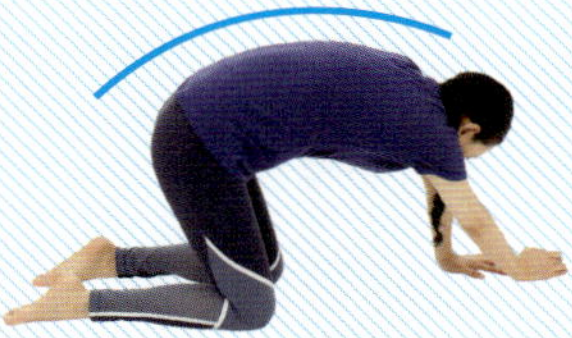

1〜4
すべての動作が
猫背の状態で
行われる。

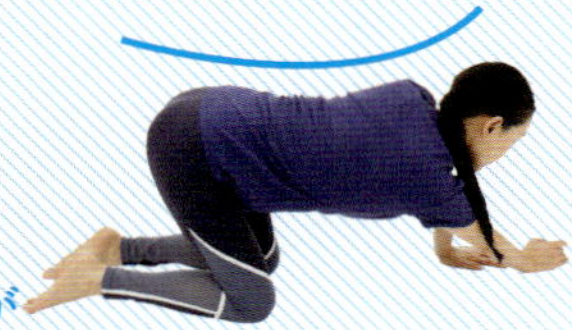

1〜4
すべての動作が
反り腰の状態で行われる。

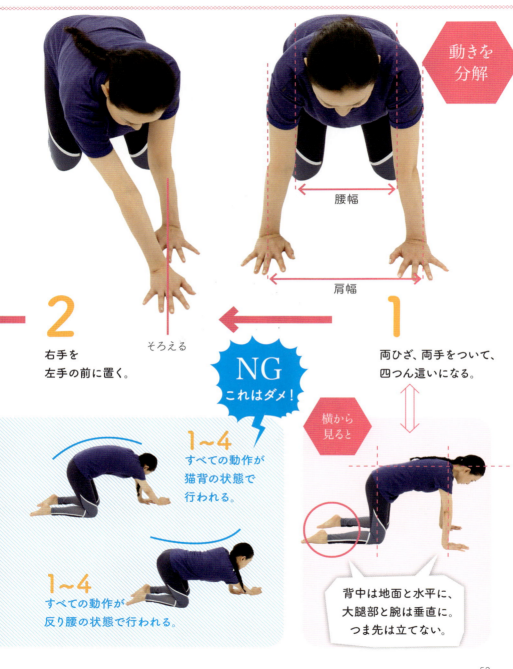

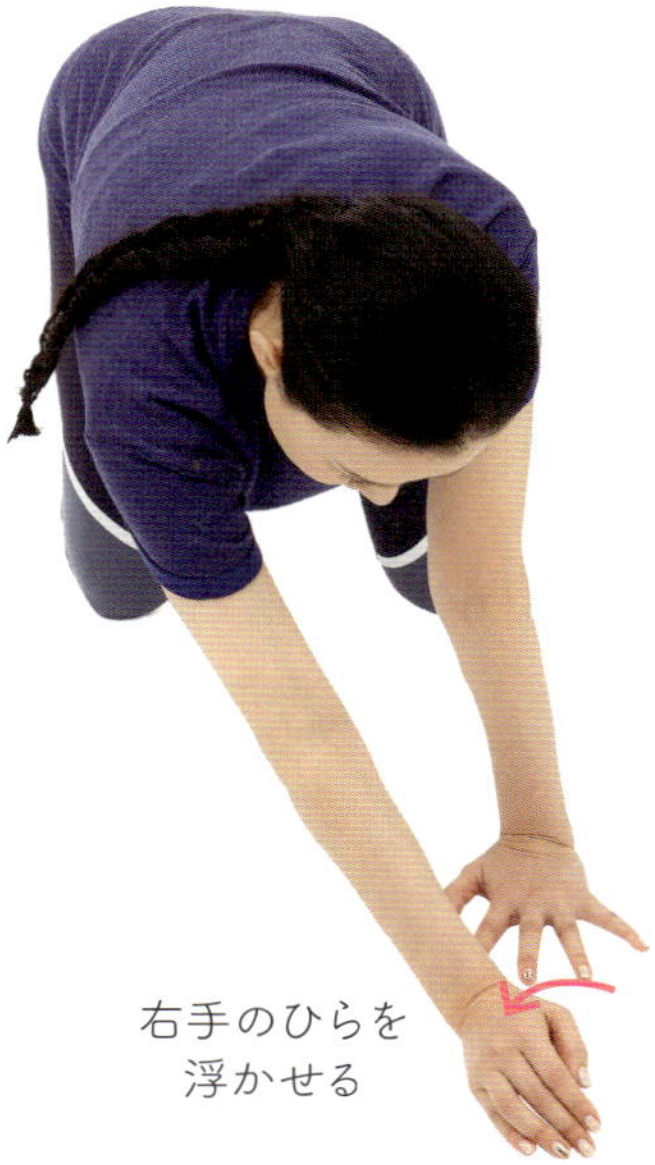
右手のひらを
浮かせる

3

右手の小指から手首にかけての
側面を床につけて、
手のひらを浮かす。

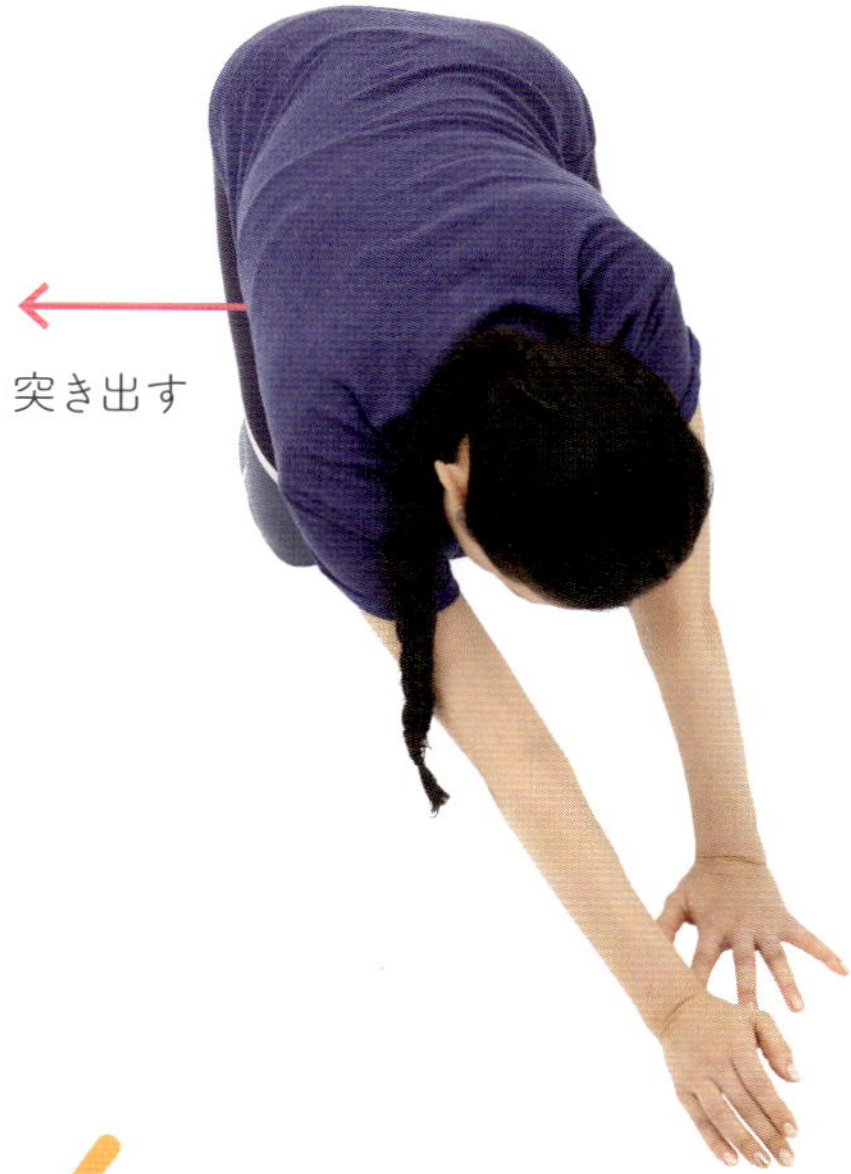
突き出す

4

右体側の肋骨を外側に突き出し、
体重も右に乗せる。この状態で
深い呼吸を3回。左右交互に行う。

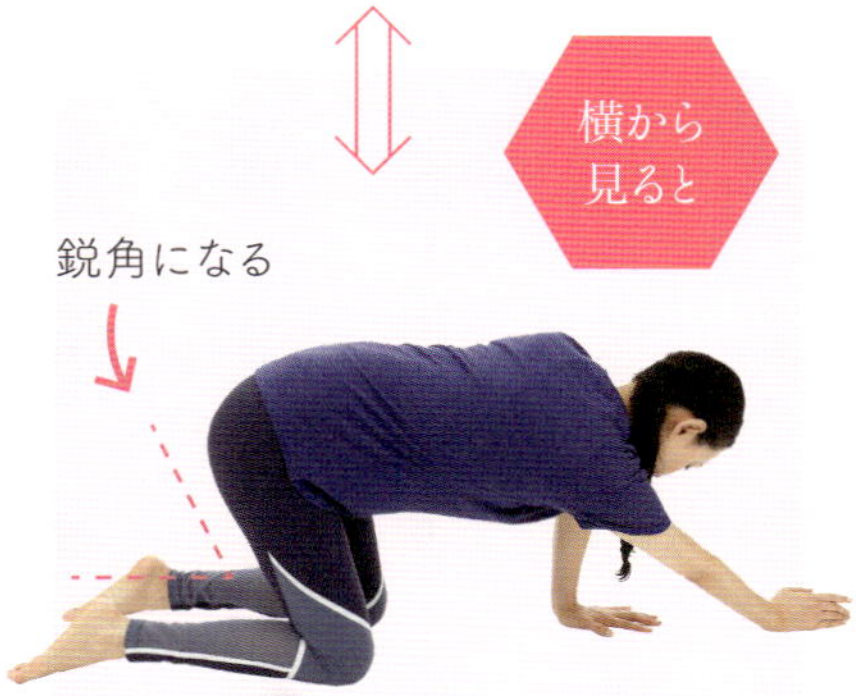
横から
見ると
鋭角になる

右に体重が乗ったときは、
大腿部の垂直はくずれてOK。

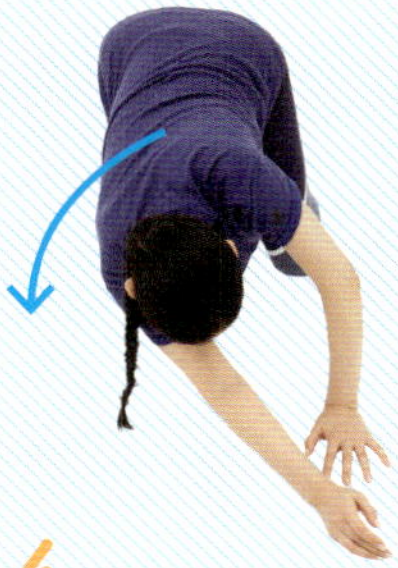

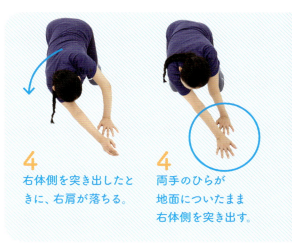

4
右体側を突き出したときに、右肩が落ちる。

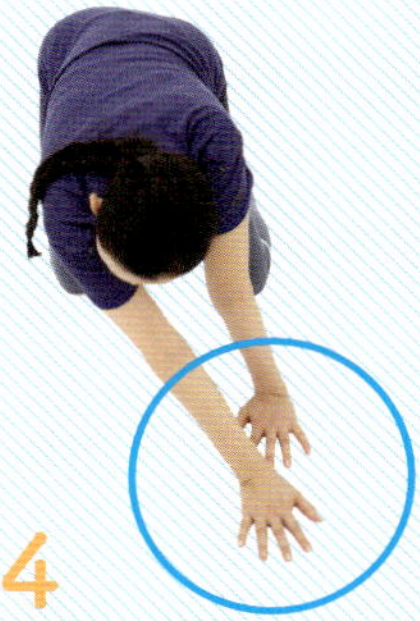

4
両手のひらが
地面についたまま
右体側を突き出す。

逆ブリッジリーチング

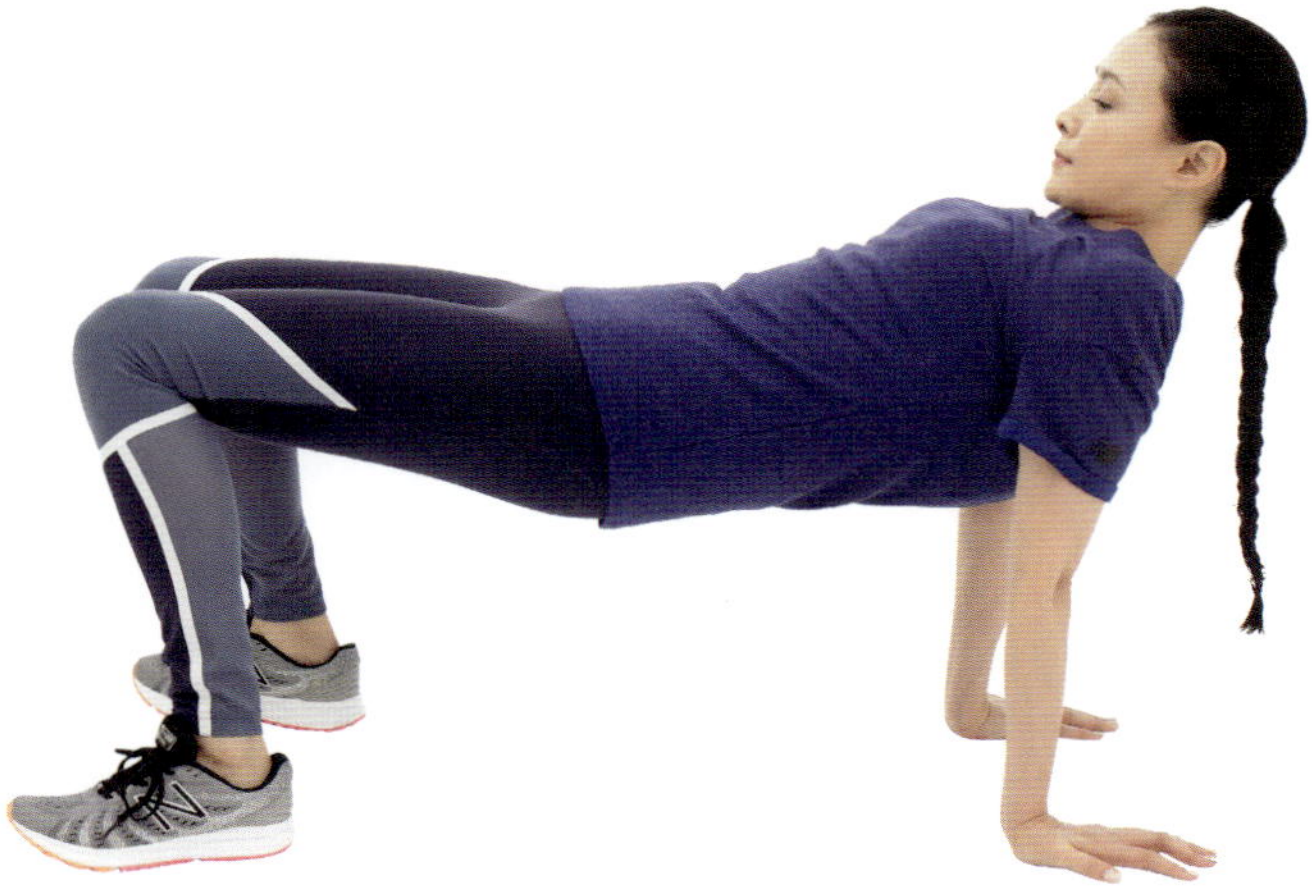

~Gyaku Bridge~

TARGET 胸郭や胴体を中心に身体の前側

ROUTINE
ポーズ**1**秒×左右**両サイド**×**5**回

EFFECT
♡身体の前側を緩める
♡胴体を動かしやすくする

日本人の硬くなった前側を、大胆なブリッジで柔らかく！

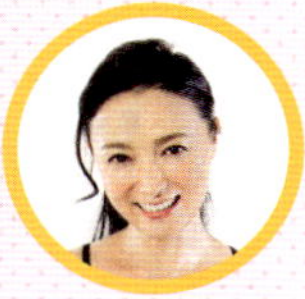

腰痛がある方は、無理せず、ゆっくり少しずつやりましょう。いつか必ずできるようになります！

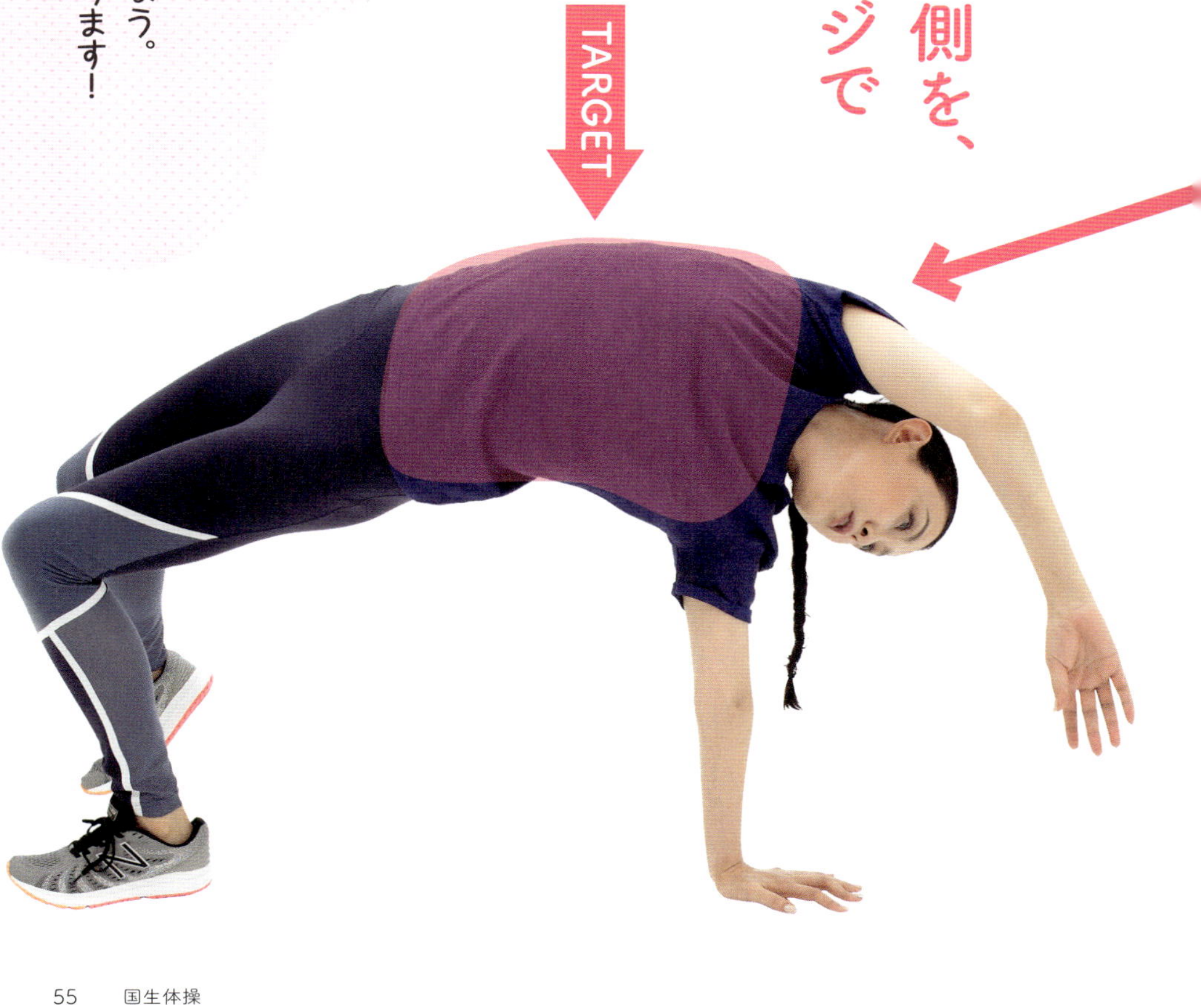

動きを分解

1

両手、両足をつき、
逆四つん這いになる。
足と腕は地面と垂直。

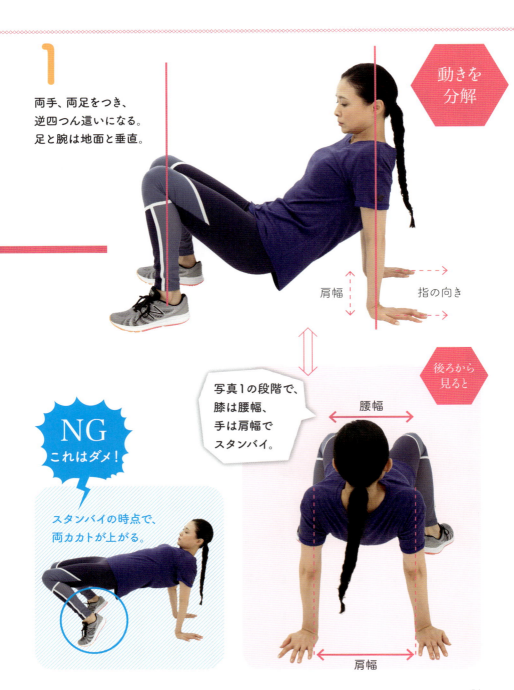

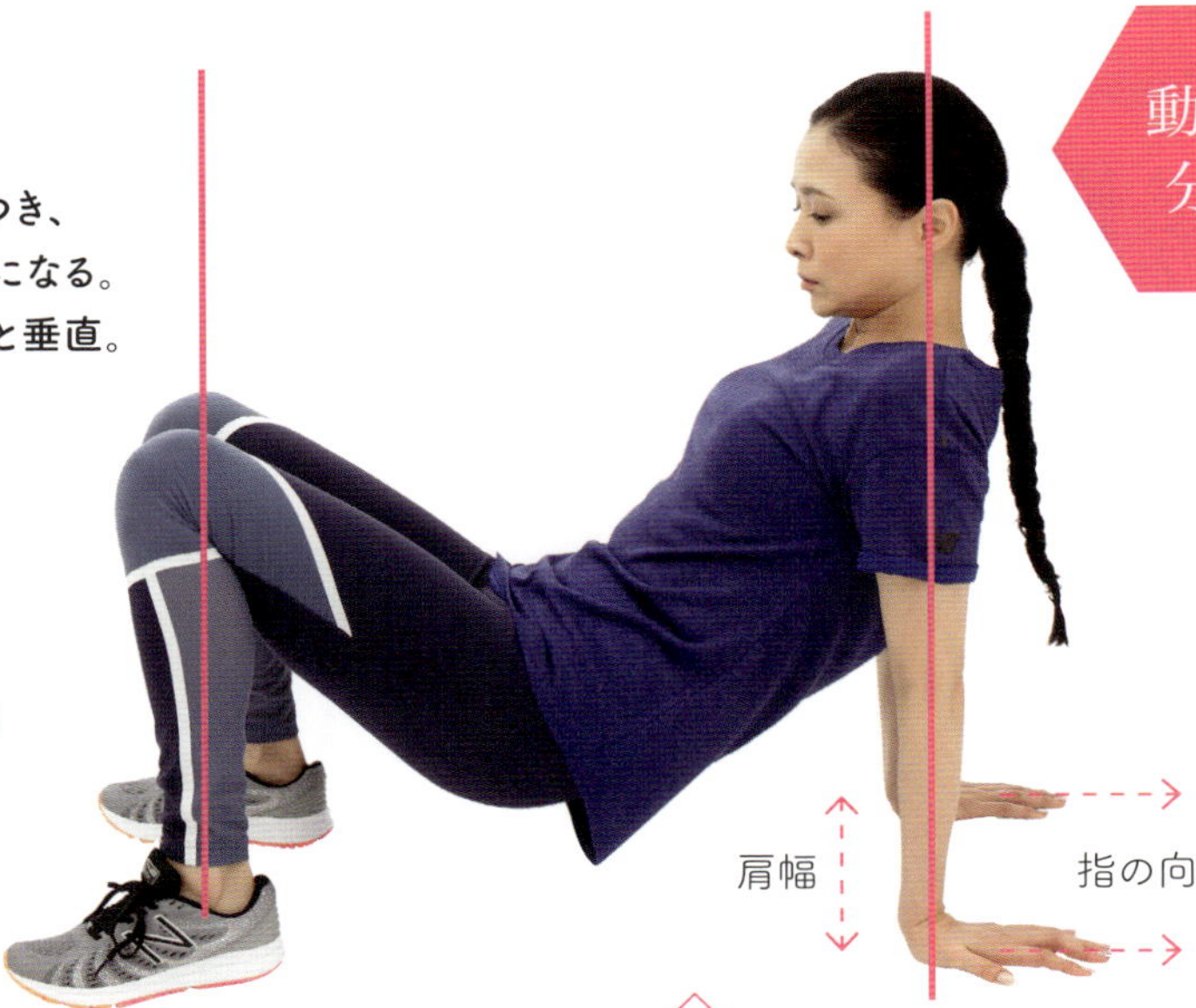

写真1の段階で、
膝は腰幅、
手は肩幅で
スタンバイ。

後ろから見ると

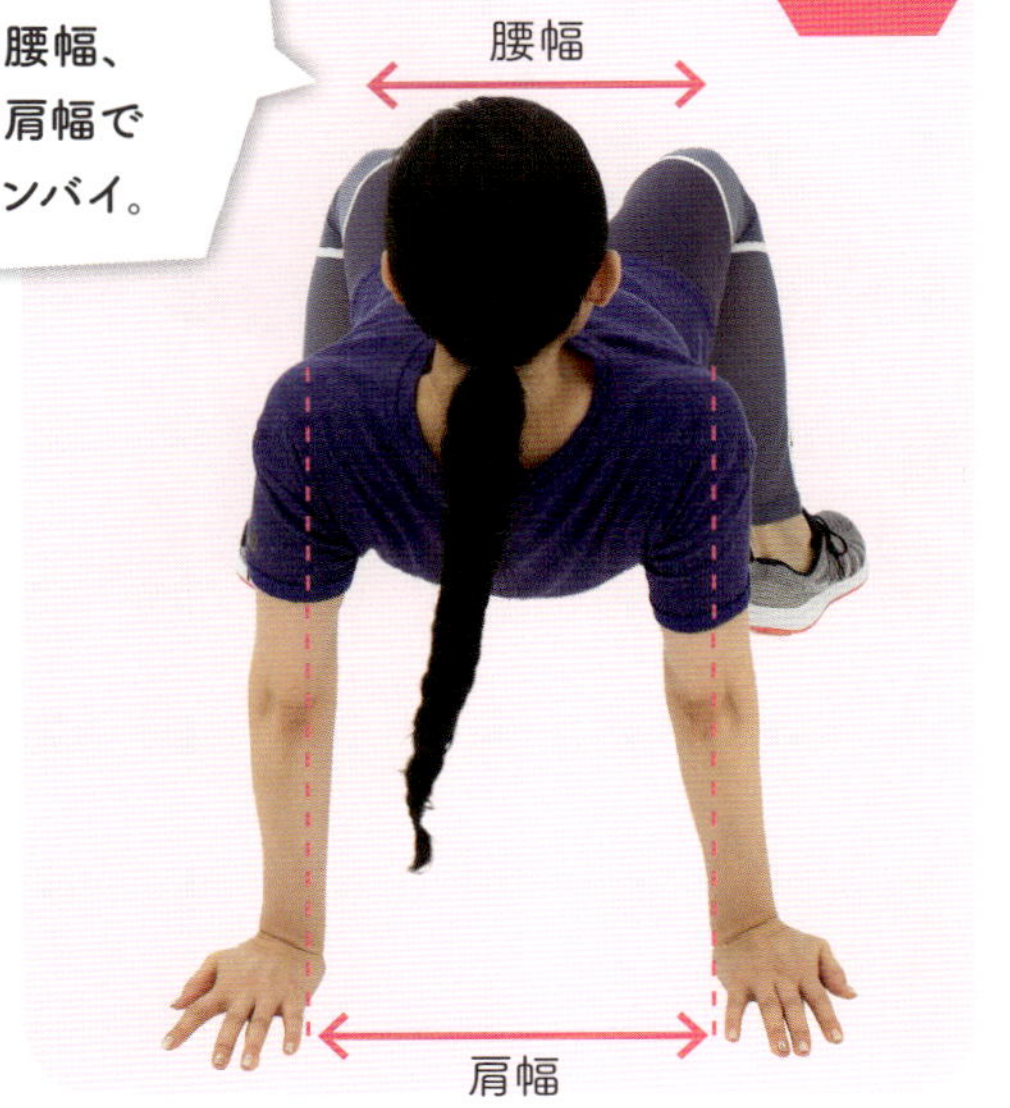

NG
これはダメ!

スタンバイの時点で、
両カカトが上がる。

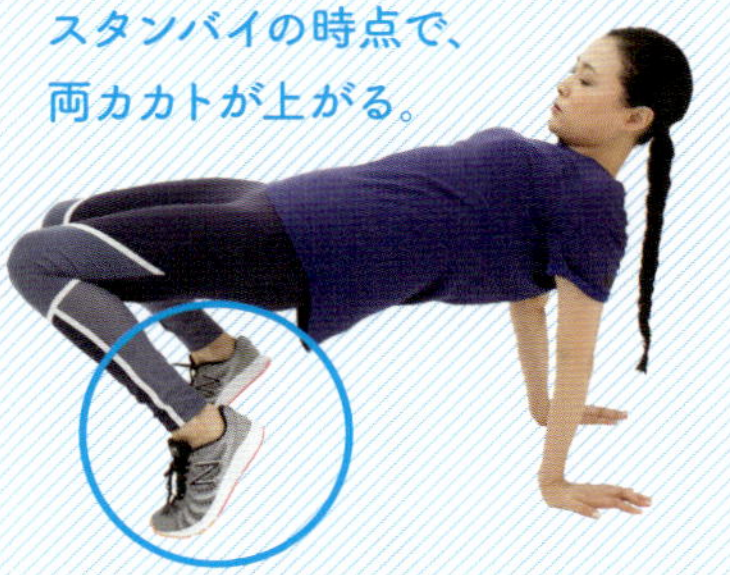

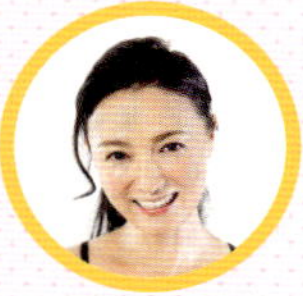

足、腕、肩は絶対力まずに！
身体をしなやかにして、
キレイなブリッジを作ってくださいね！

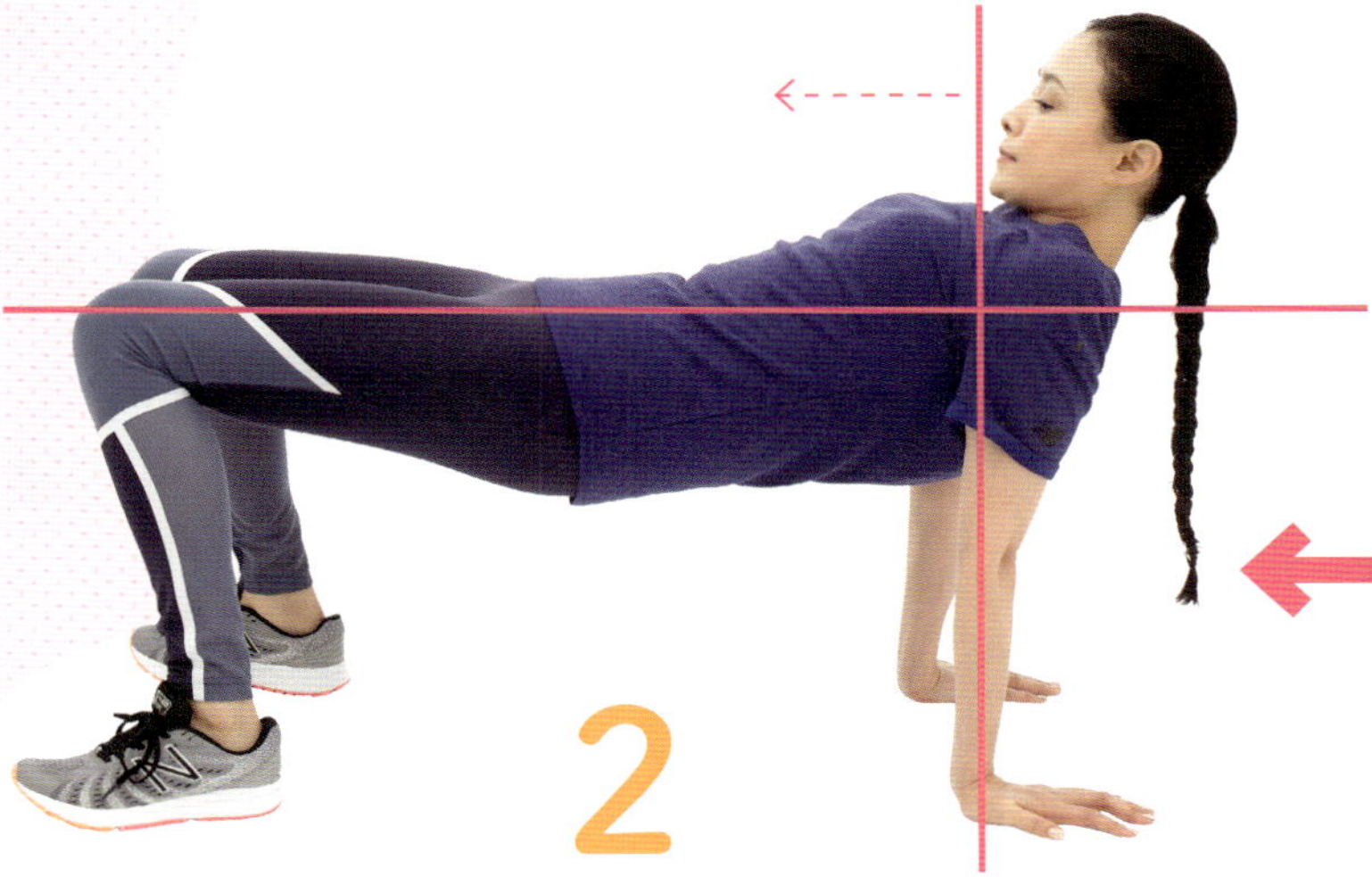

2

地面と水平になるように、腰をあげる。
腕は地面と垂直、足はなりゆきでOK。

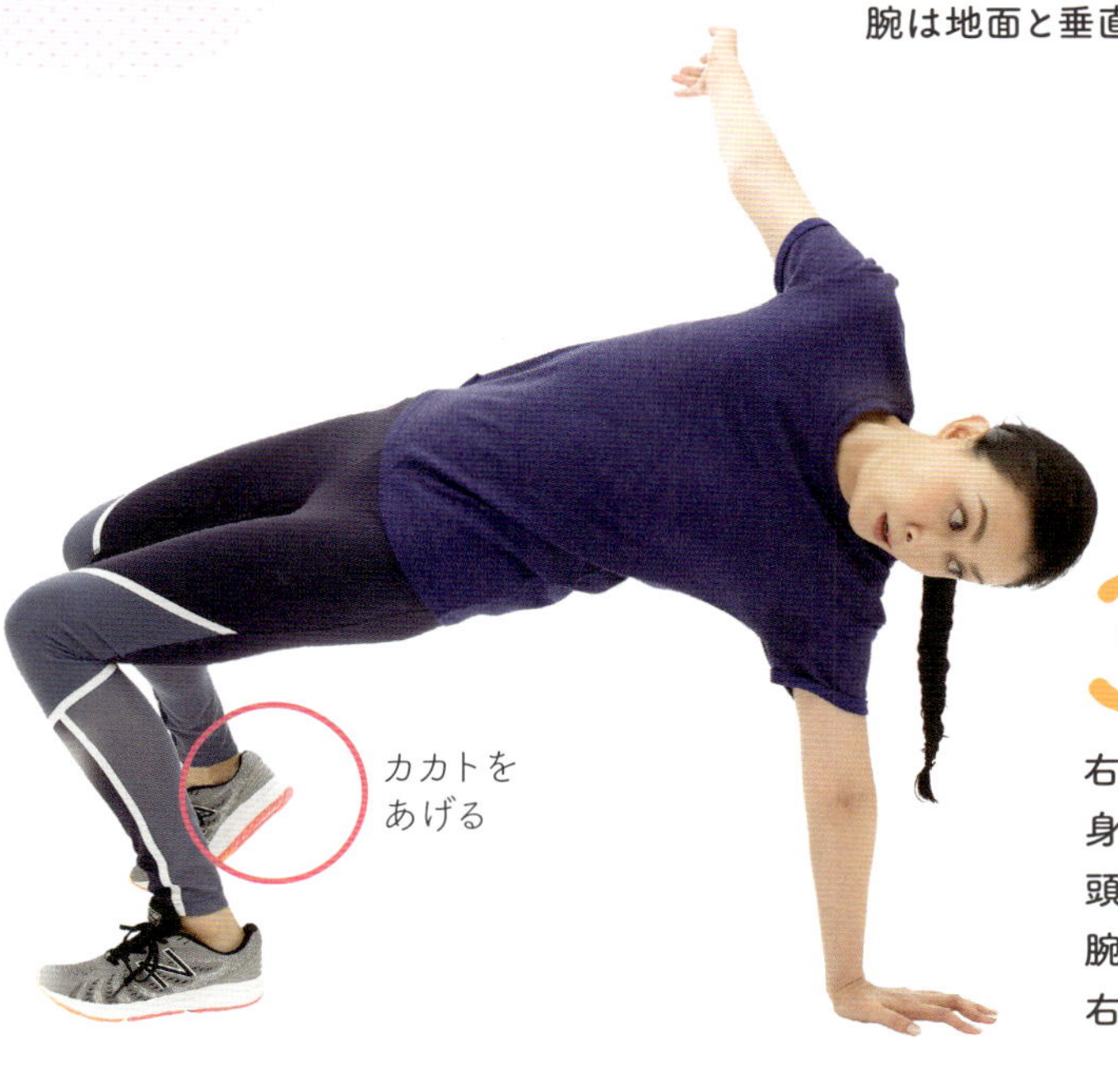

3

右腕を上にあげ、
身体をひねり、
頭の向こう側まで動かす。
腕を上げると同時に、
右カカトを上げる.

右足先から右指先まできれいな曲線を描くようなイメージで。

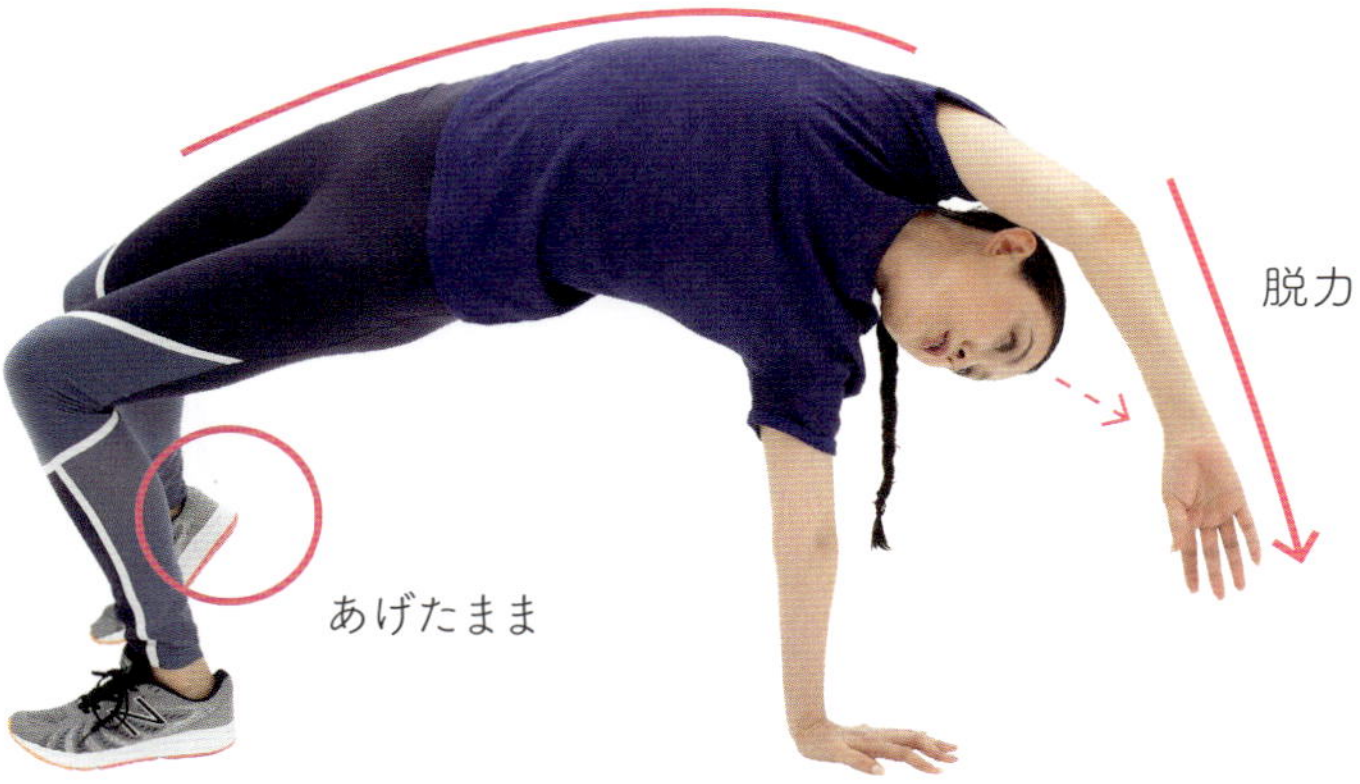

4

膝から体側、肩まできれいな曲線を描くようにしなり、
肩と腕は脱力。カカトは上げたまま。
このポーズを1秒間キープする。これを左右交互に行う。

これが正しい！

NG
これはダメ！

ポーズのときに、
肩や腕に力が入る。

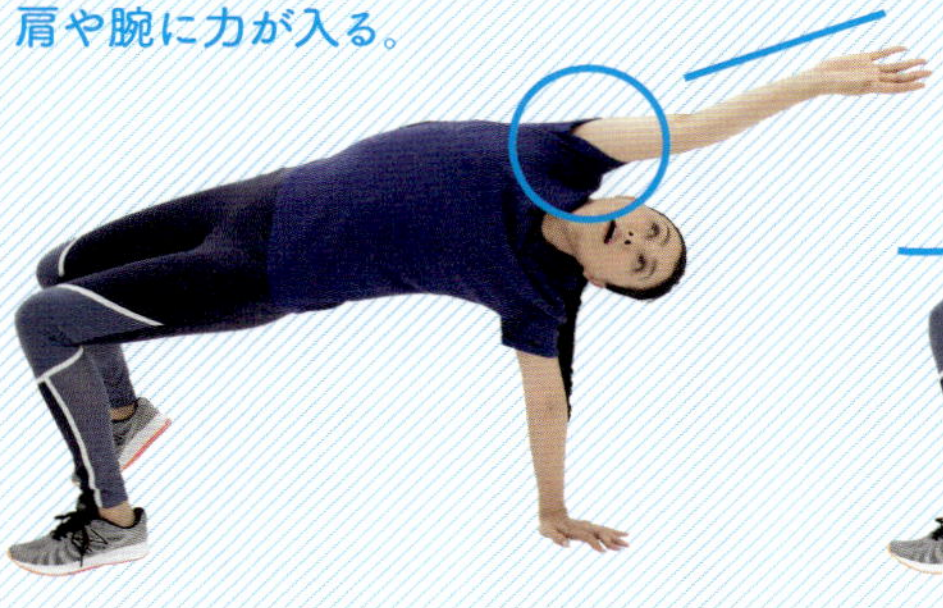

ポーズのときに
お尻が落ちる。

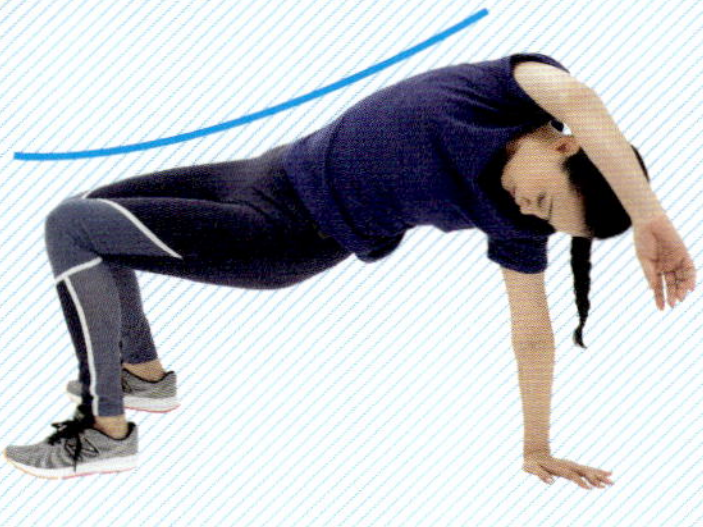

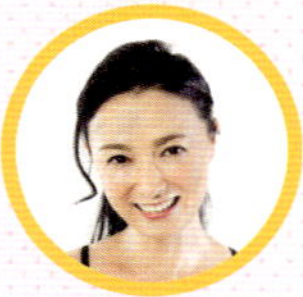

難しいポーズだから、
最初は大変だと思うけど、
みんな、頑張って！
できなくても大丈夫！
次のページをチェック・イット・アウト！

後ろから
見ると

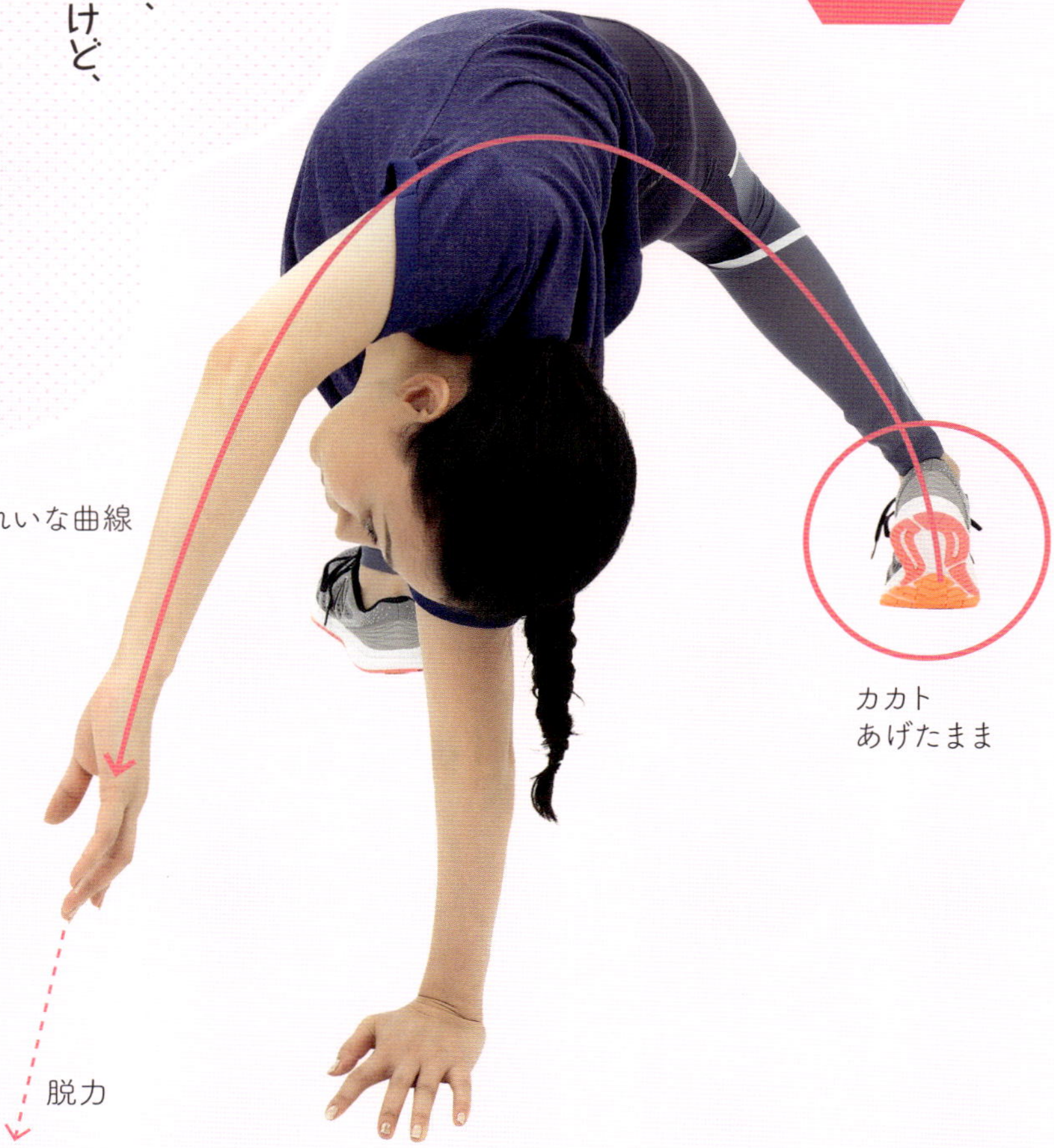

初級向け

逆ブリッジリーチング

足を立てての逆ブリッジリーチングは、日ごろストレッチをしている人でも難しいポーズです。久々にストレッチをする人は無理をせずに、初級向けから始めましょう。そして徐々に柔軟性が取り戻せたら、足を立てたポーズに挑戦しましょう。

1

正座をし、両手を後ろにつく。
膝を開き、お尻を浮かせる。
腕は地面と垂直。

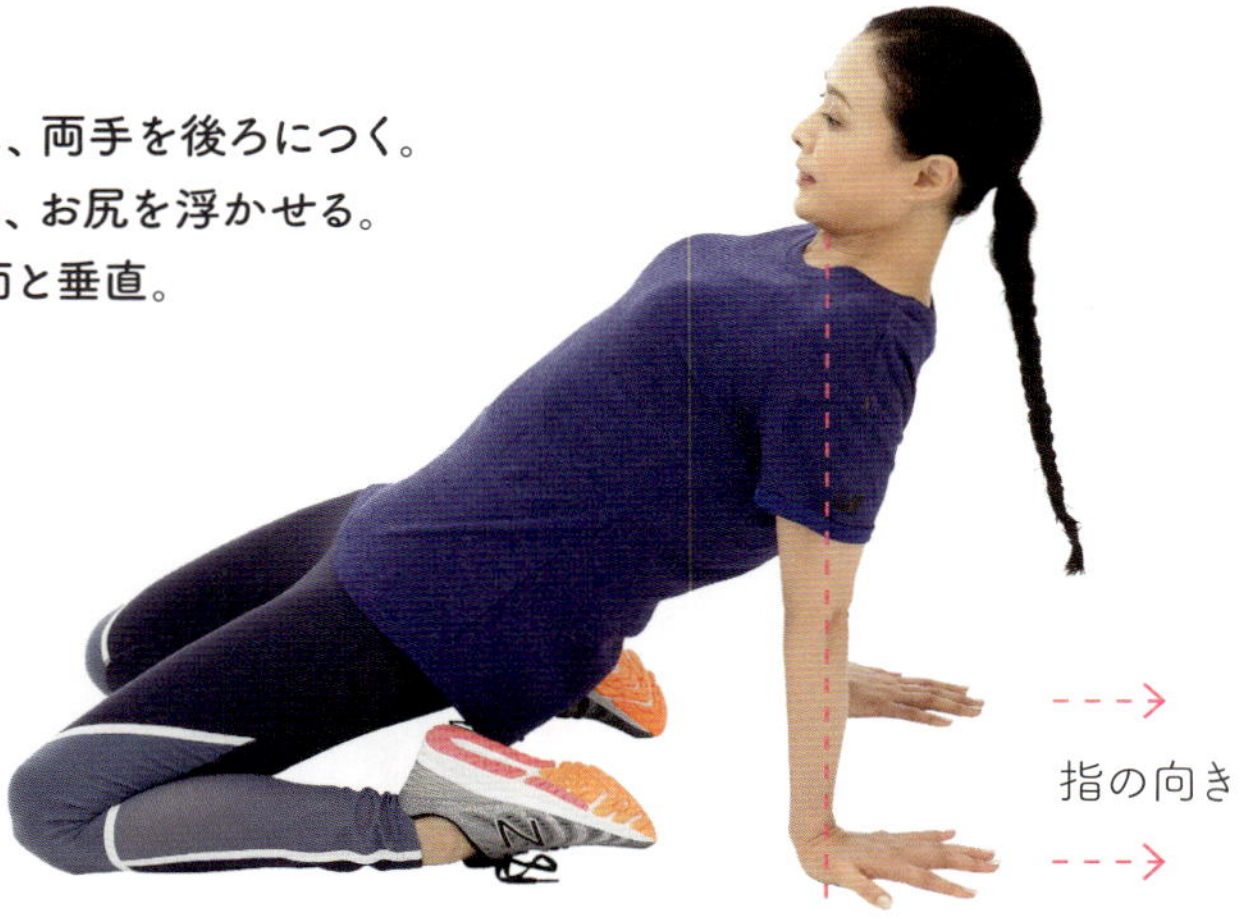

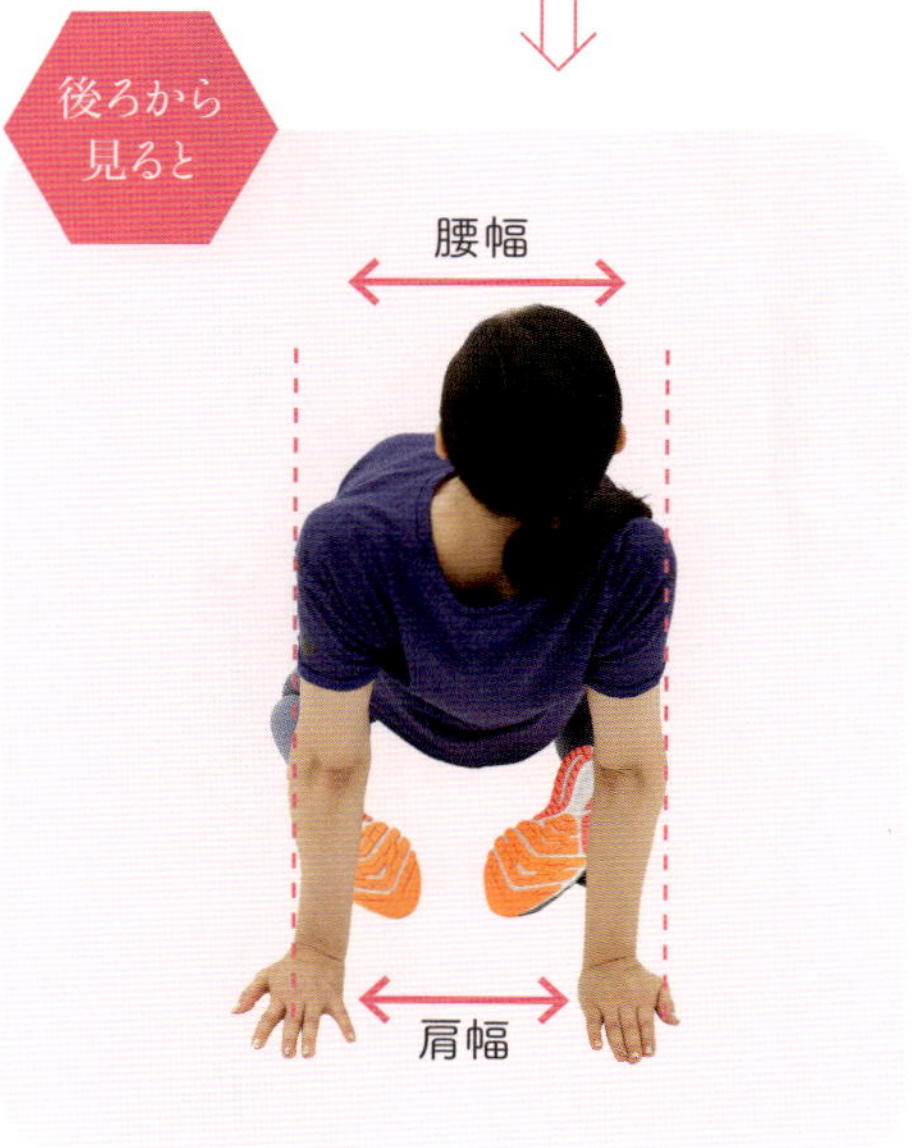

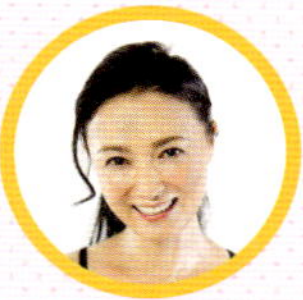

私も最初はこれから始めました！
継続すれば、両足を立てたポーズも
できるようになりますよ！

2

右腕をあげ、身体をひねり、
腕を頭の向こう側まで動かす。

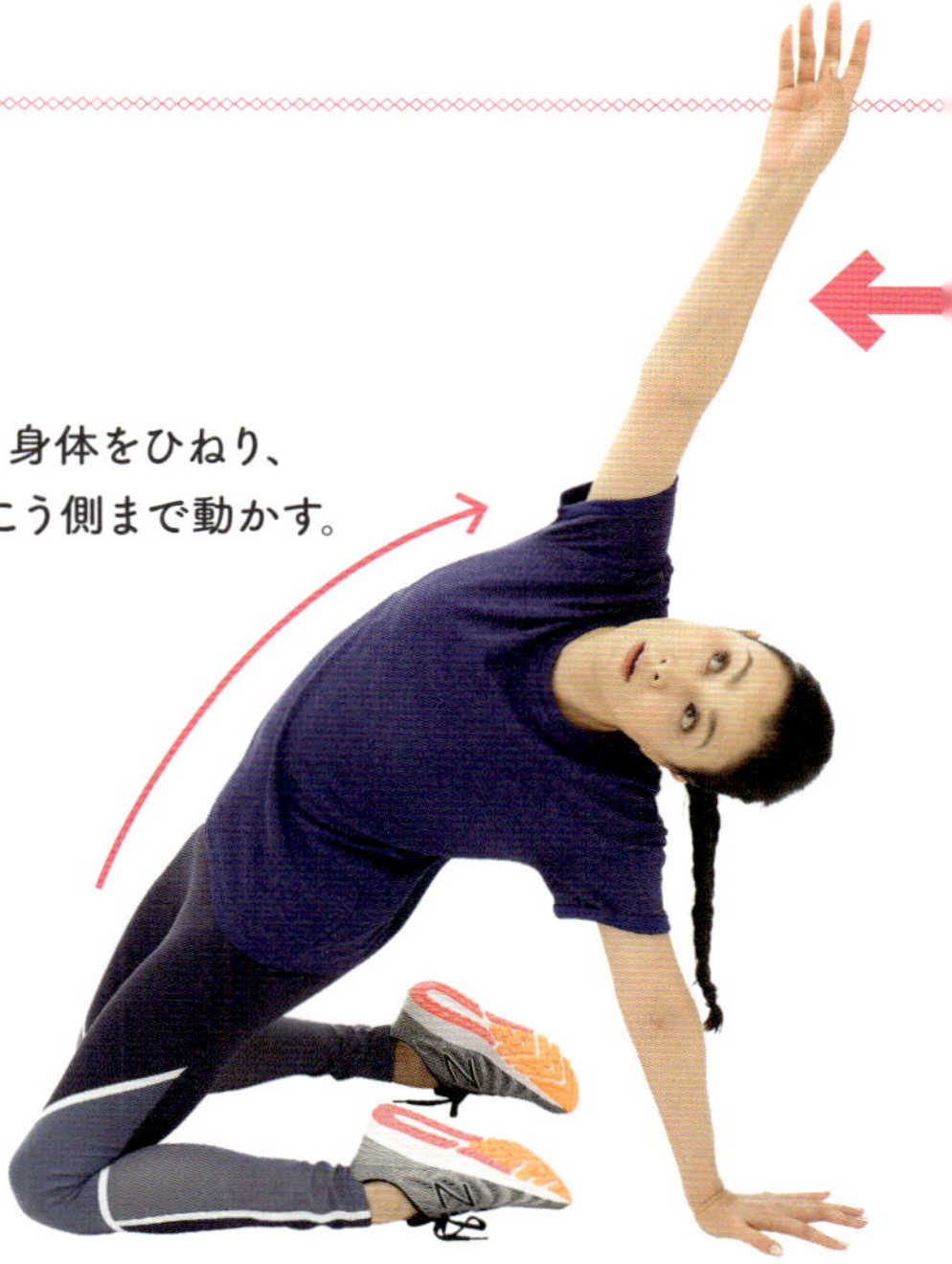

後ろから
見ると

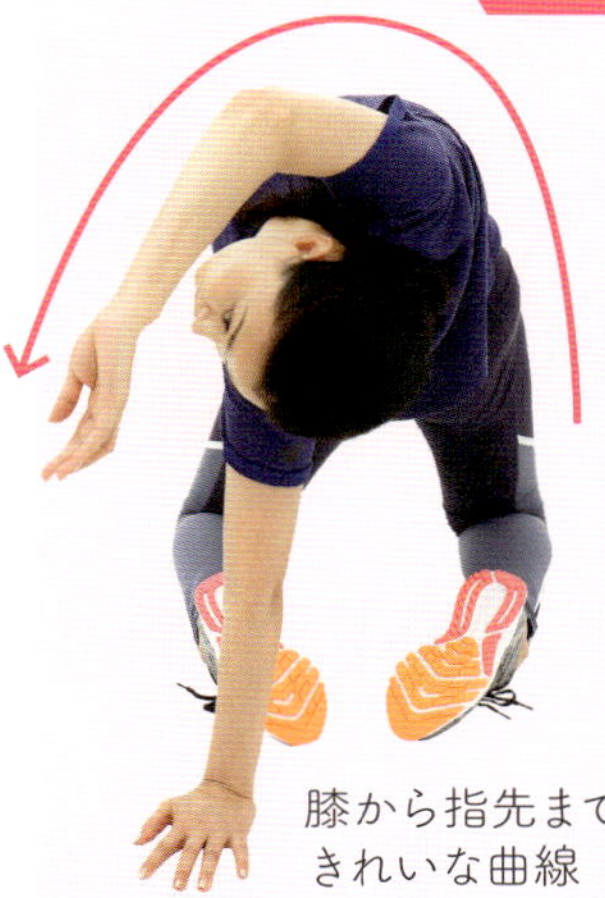

膝から指先まで
きれいな曲線

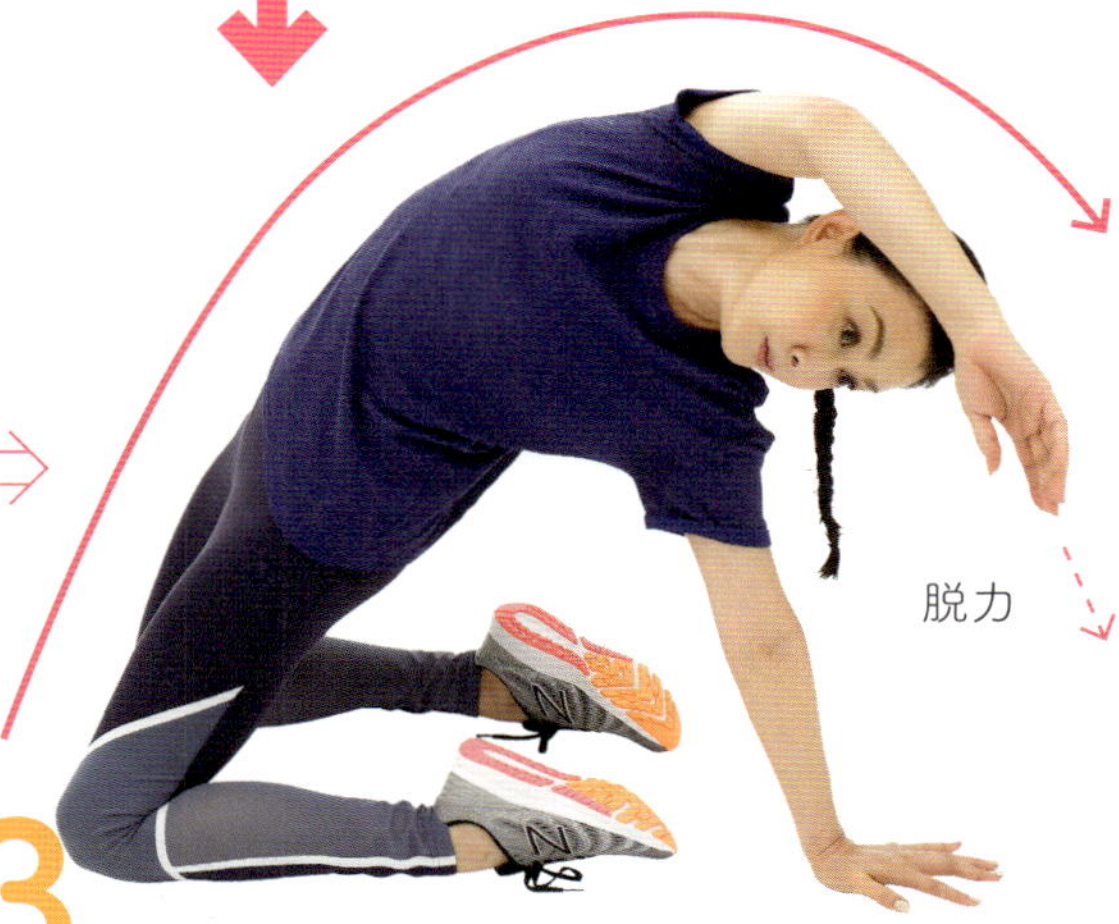

3

膝から体側、肩まできれいな曲線を描くようにしなり、
肩と腕は脱力。このポーズを1秒間キープする。
これを左右交互に行う。

背中の体操

Session 4

白鳥のポーズ

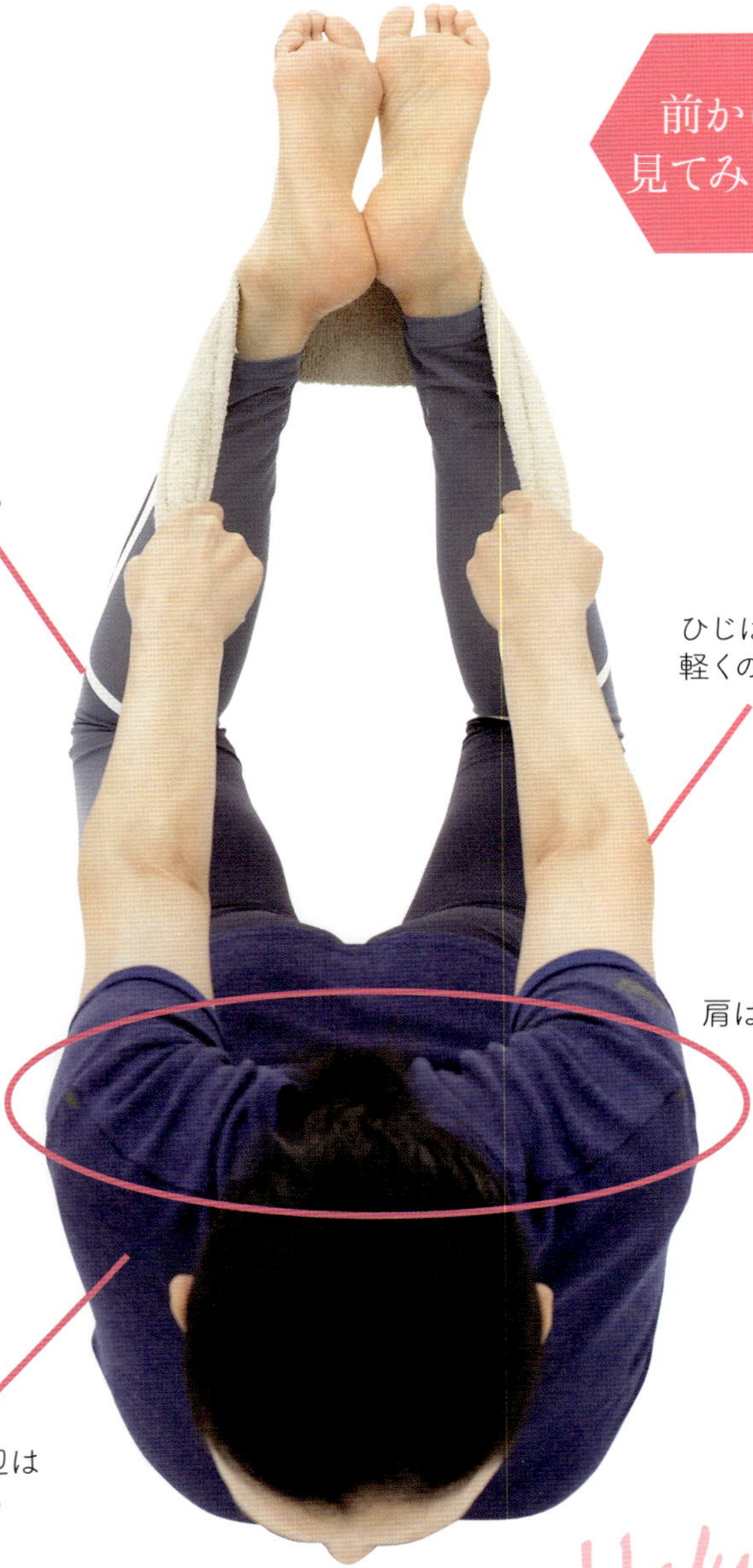
前から
見てみよう
浮かせる
ひじは
軽くのばす
肩は脱力
鎖骨周辺は
浮かせる
イメージ
~Hakucho pause~

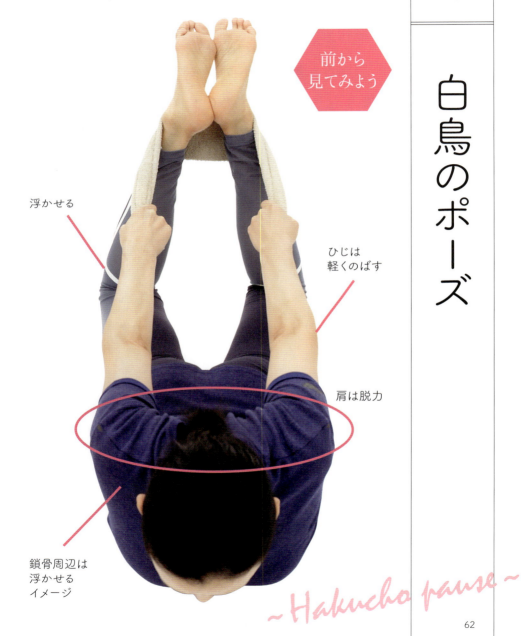

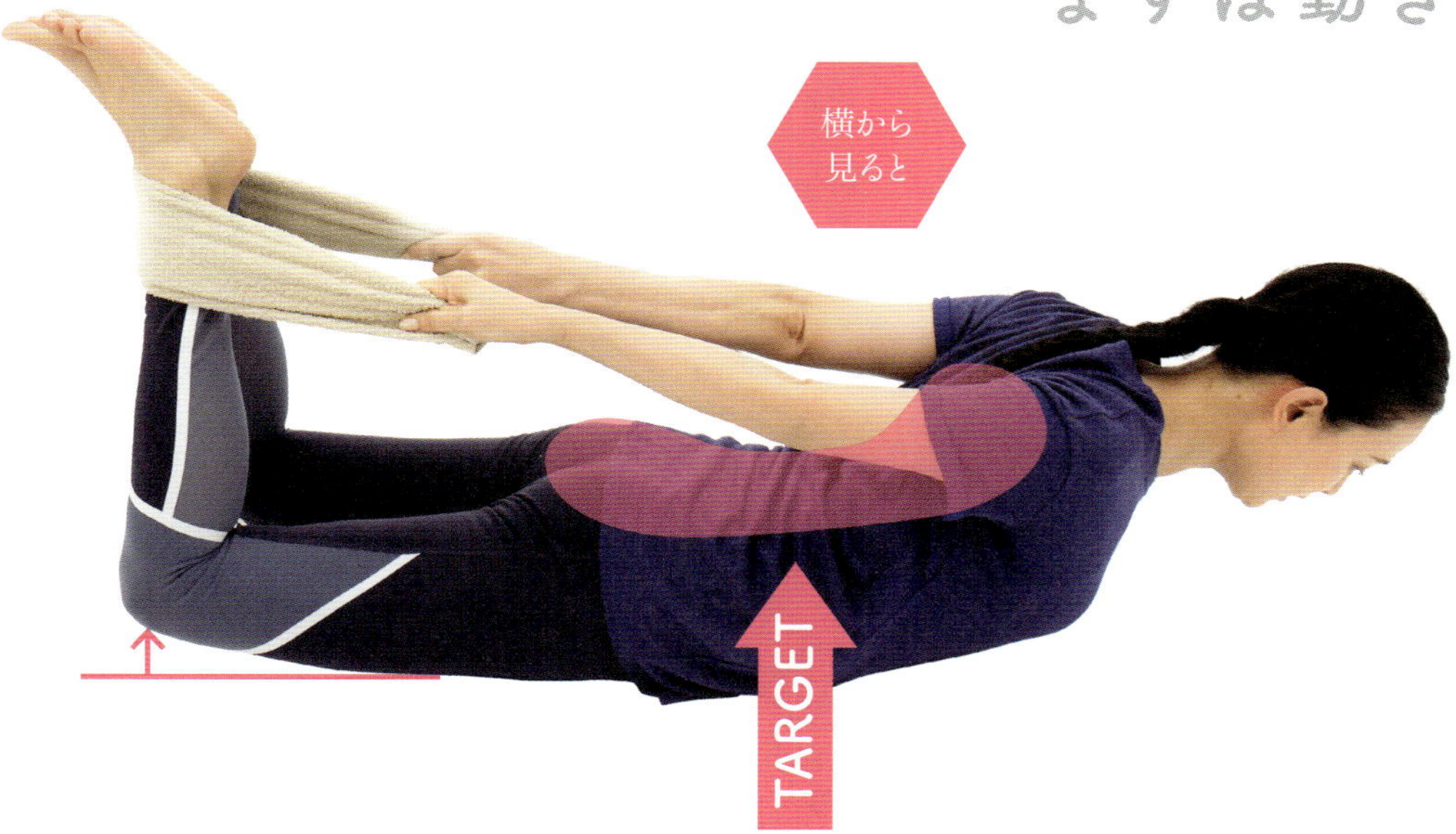

うしろ姿も見返り美人レベルの美しさに！

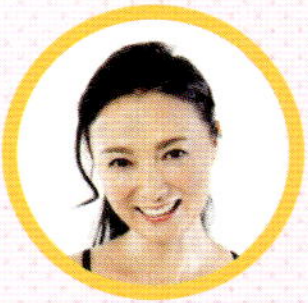

意識は背中からお尻に集中！
腰の反りすぎ注意！
肩をしっかり
下半身方向に下げてね！

TARGET 背中、臀部、身体の後ろ側のライン

ROUTINE
20秒キープ×3セット

EFFECT
♡背中～臀部のラインの筋力強化
♡肩と腕の代償動作の修正

動きを分解

1

タオルをたたみ、足首あたりに回す。

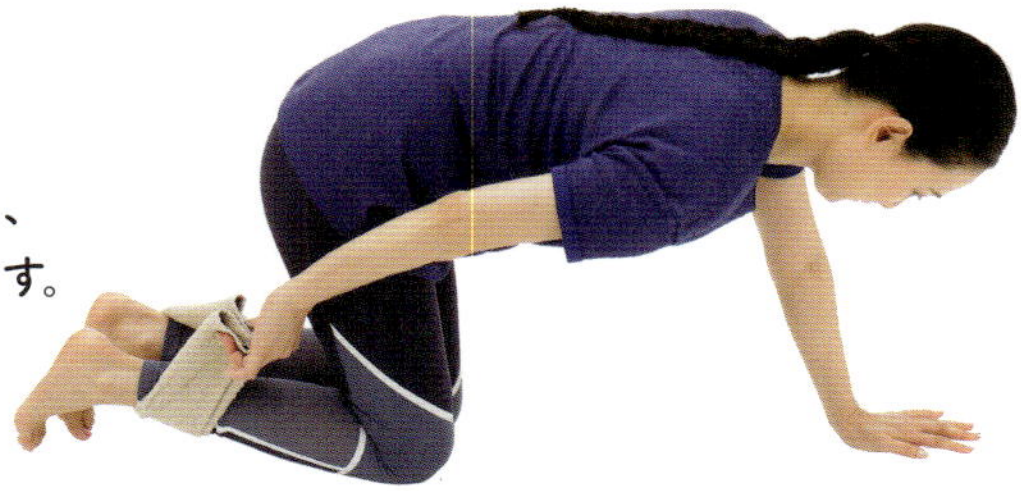

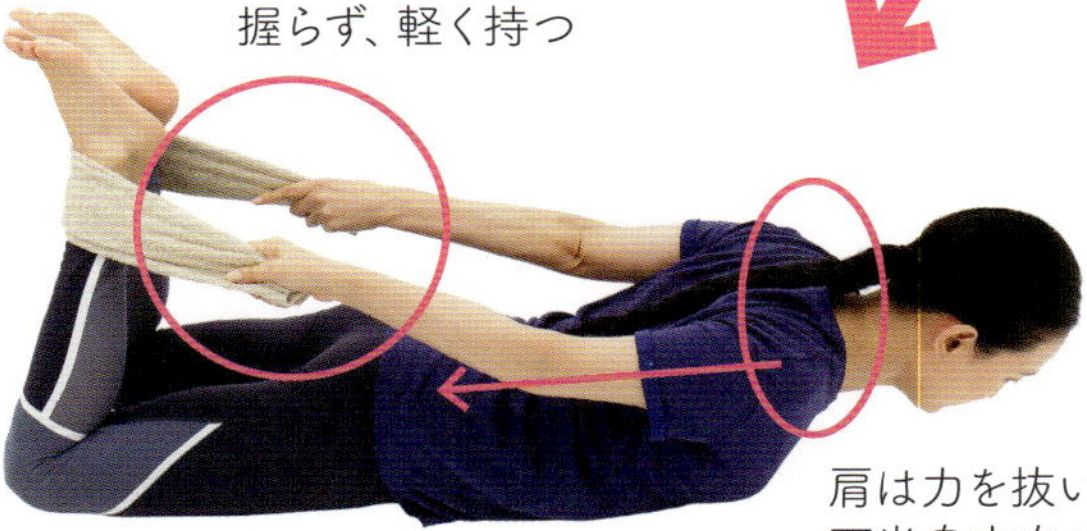

2

タオルを持ったまま、うつ伏せになる。

3

タオルを引きながら、足を浮かせる。このまま自然の呼吸で20秒キープ。

これが正しい！

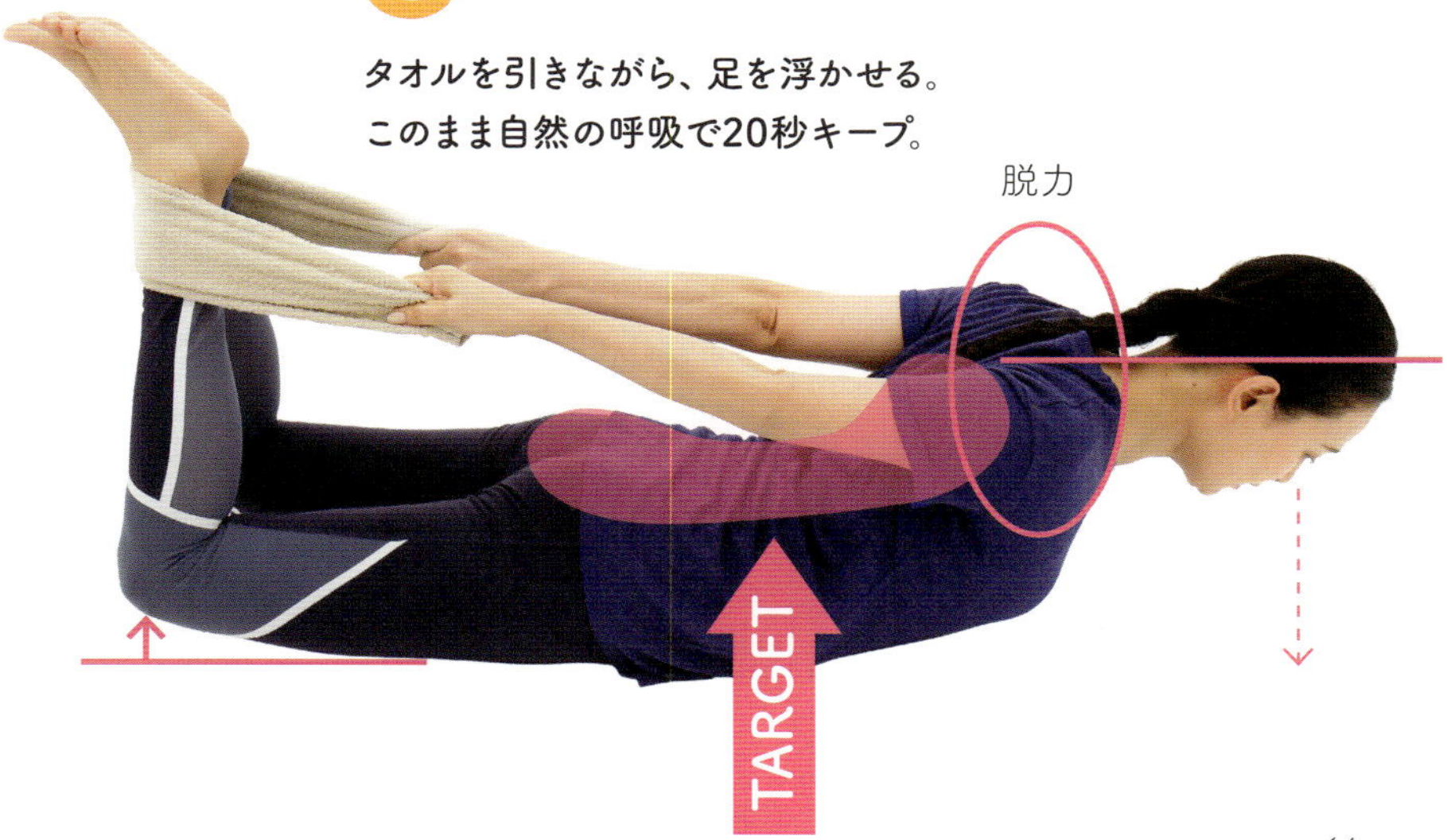

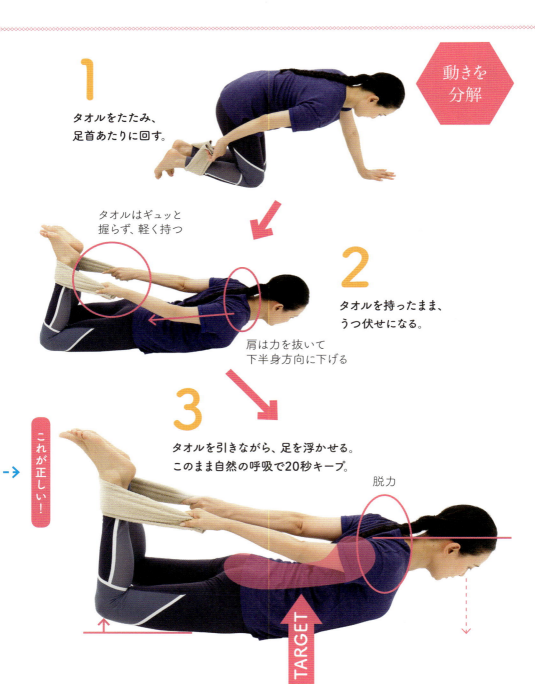

NG
これはダメ！

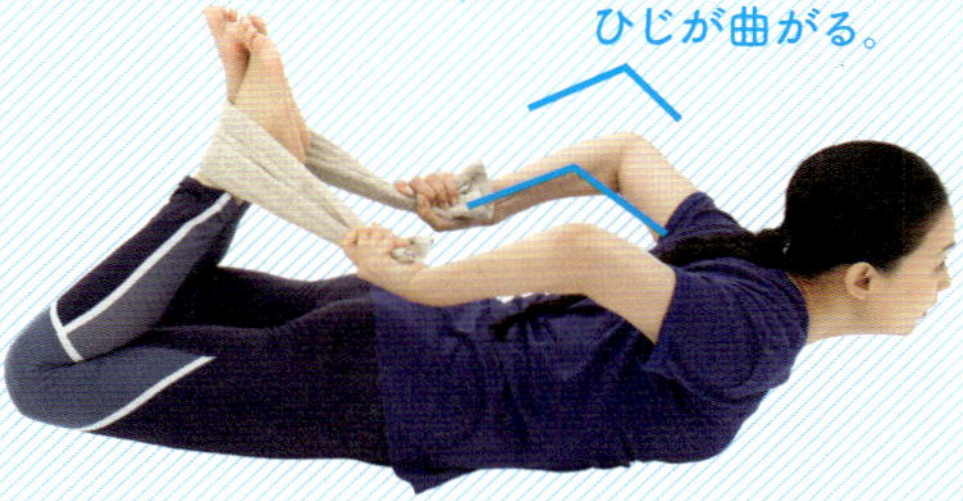

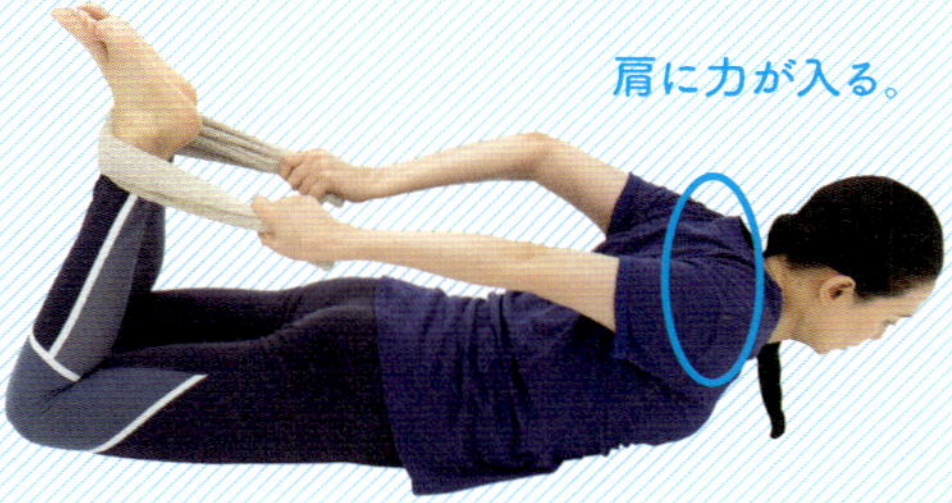

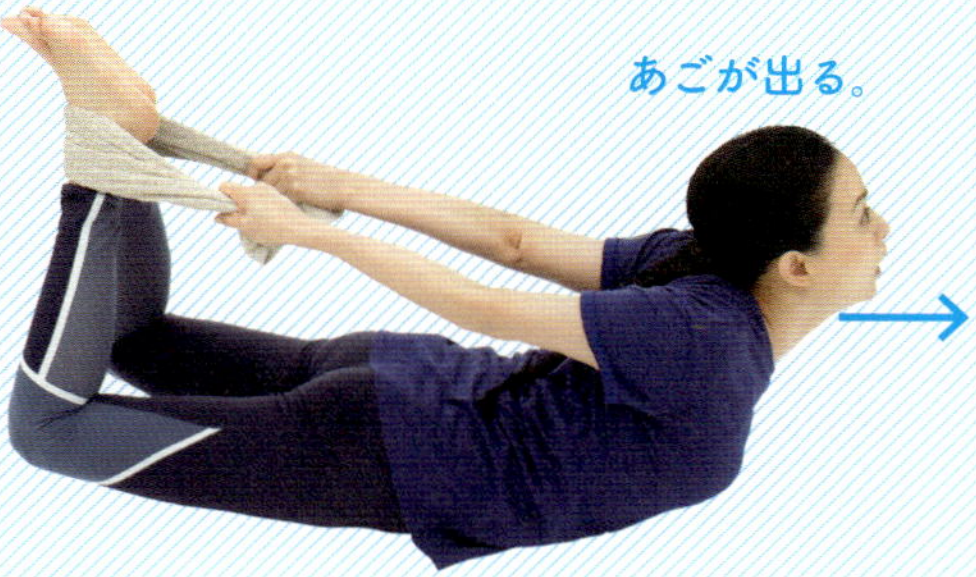

※このNGポーズは腰痛を引き起こす原因となりえますので、
十分にご注意ください。

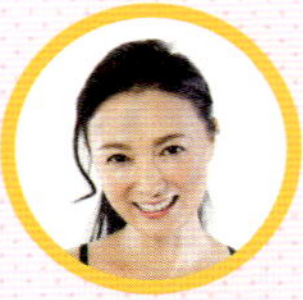

あごをひいて、肩の力は抜いて、
ひじは軽く伸ばして。
正しい姿勢だからこそ、
あるとき、効果が見えてきます！

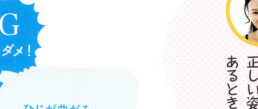

Session
5

足裏・バランスの体操

ボードキープ

~Board keep

身体の乗る位置が安定すると、効率よく筋肉を使うから、自然に美しく引き締まった脚になる！

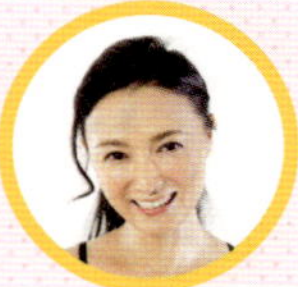

お家では、電話帳や百科辞典などを台として使ってね。

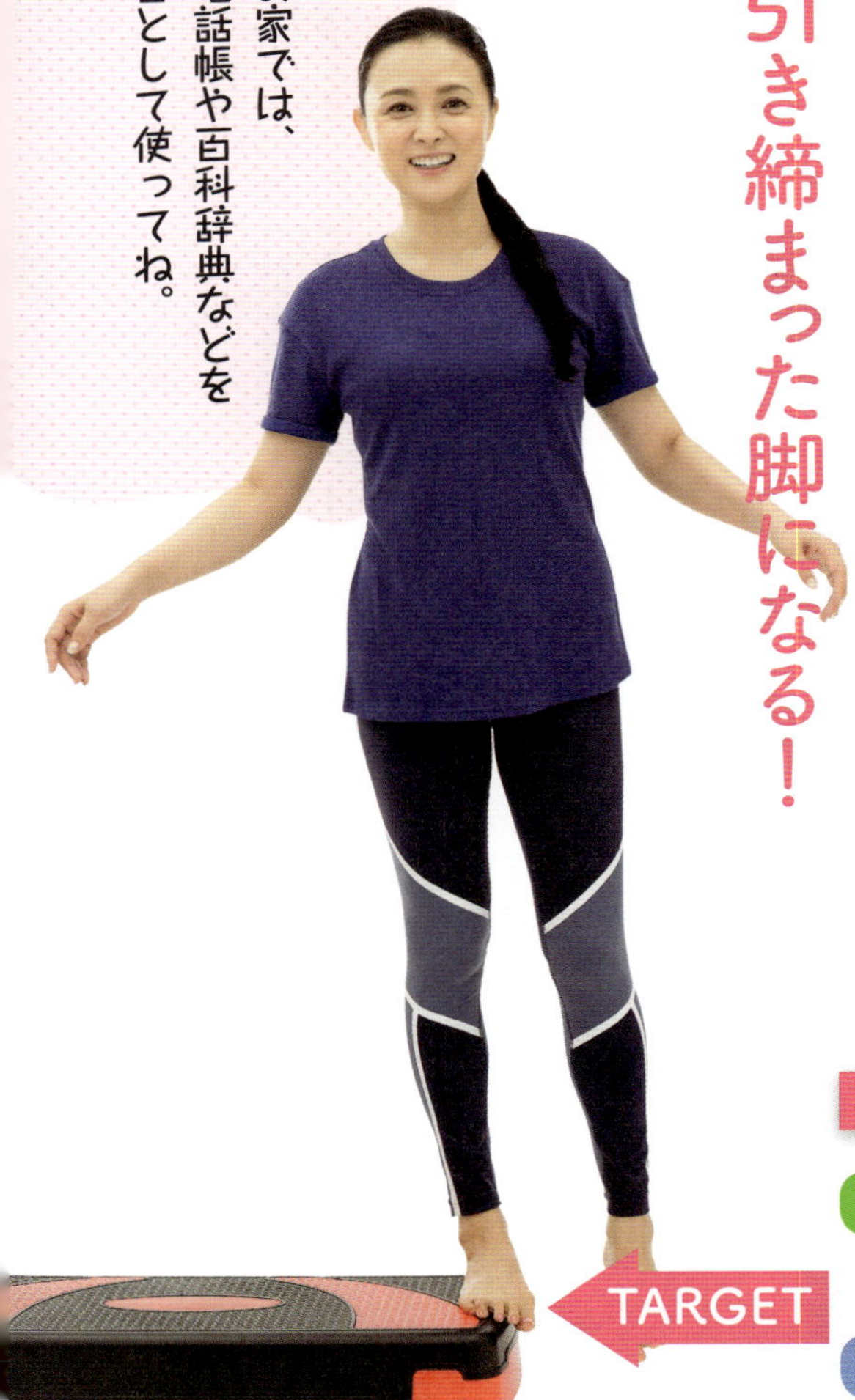

足裏の前内側（母趾球側）を使わないようにするトレーニングです。同時に足裏の筋肉（足裏内在筋）が上手に使えるようになります。バランスが向上すると、普段の生活のなかで使わなくてもいい筋肉（ふくらはぎ、太もも前側）を使わないようになるので、美しく引き締まった、自然な脚のラインになっていきます。

TARGET 足裏

ROUTINE
バランスキープ**20**秒×**両足**×**3**セット

EFFECT
♡重心の意識
♡足裏の筋肉強化
♡バランス向上
♡脚のラインをきれいにする
♡脚を美しく引き締める

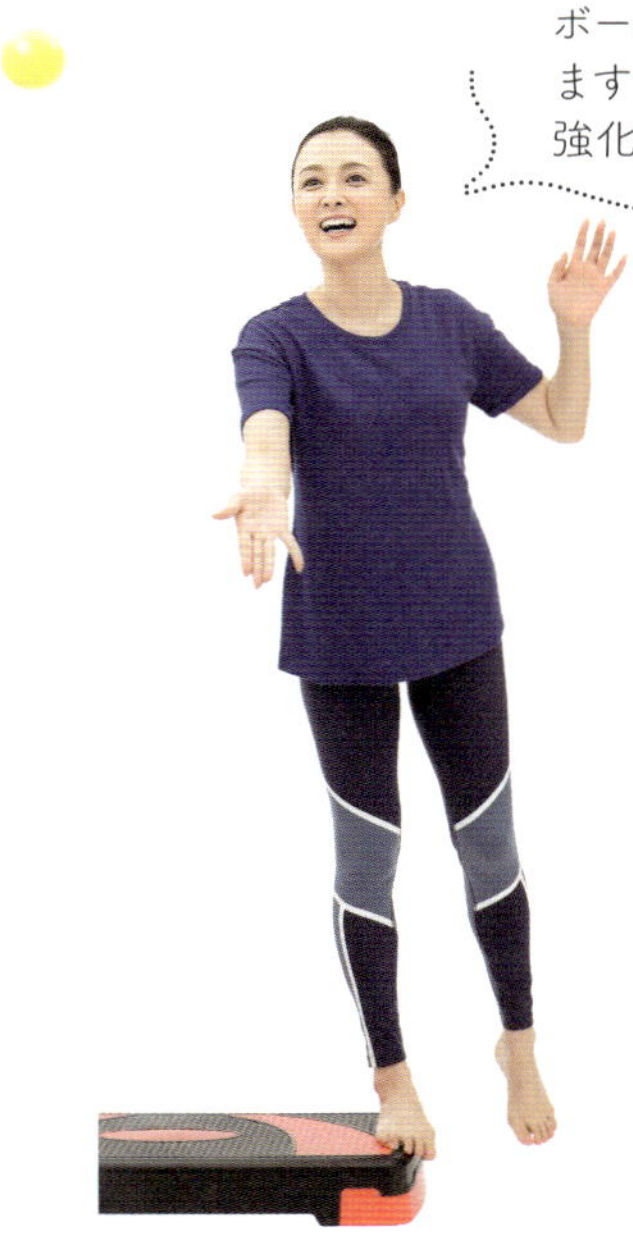

誰かに相手になってもらって、
ボール投げをやると、
ますますバランス力が
強化できますよ！

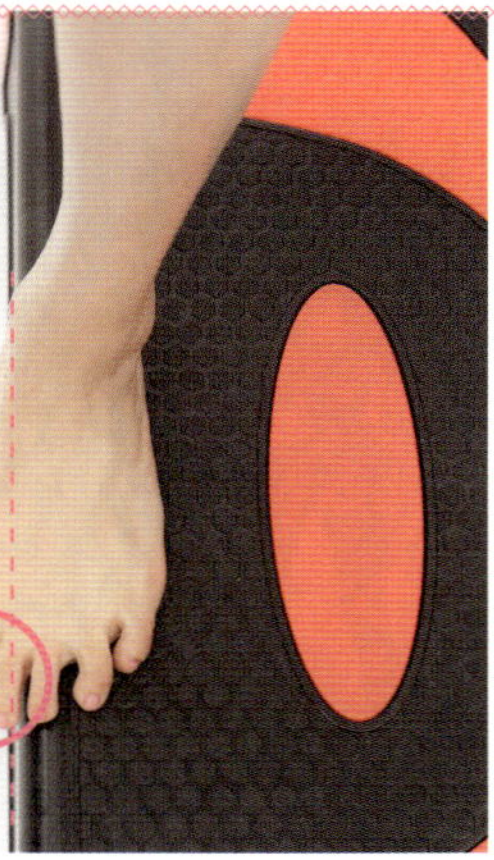

親指と
人指し指は
ボードから
はずす。

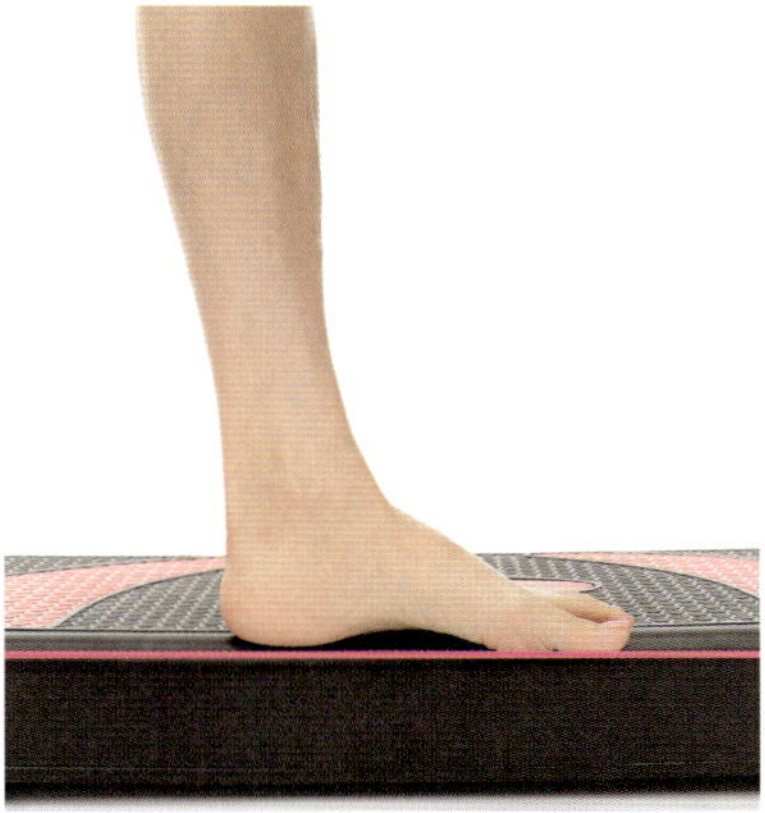

指が下に落ちない

NG
これはダメ！

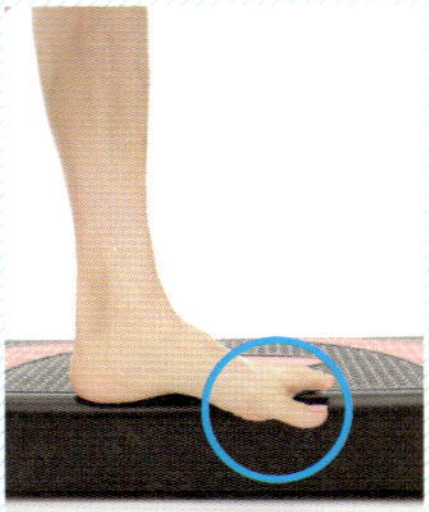

親指が
下がっている。

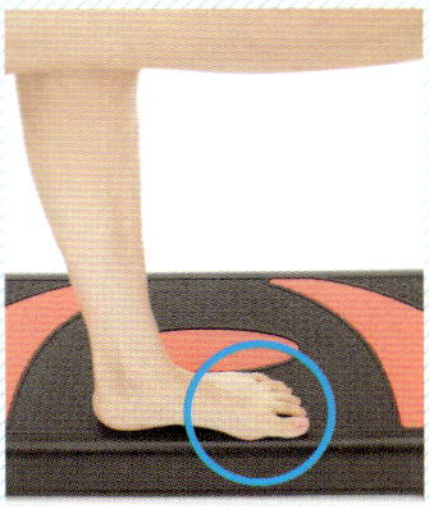

足全体が完全に
ボードに乗っている。

**台から落ちると危ないので、
最初は何かにつかまって
やってみましょう。
気をつけてね。**

脳との連携・全身の体操

Session 6

ボール8の字

脳と身体を連携させて、全身をしなやかに動かそう

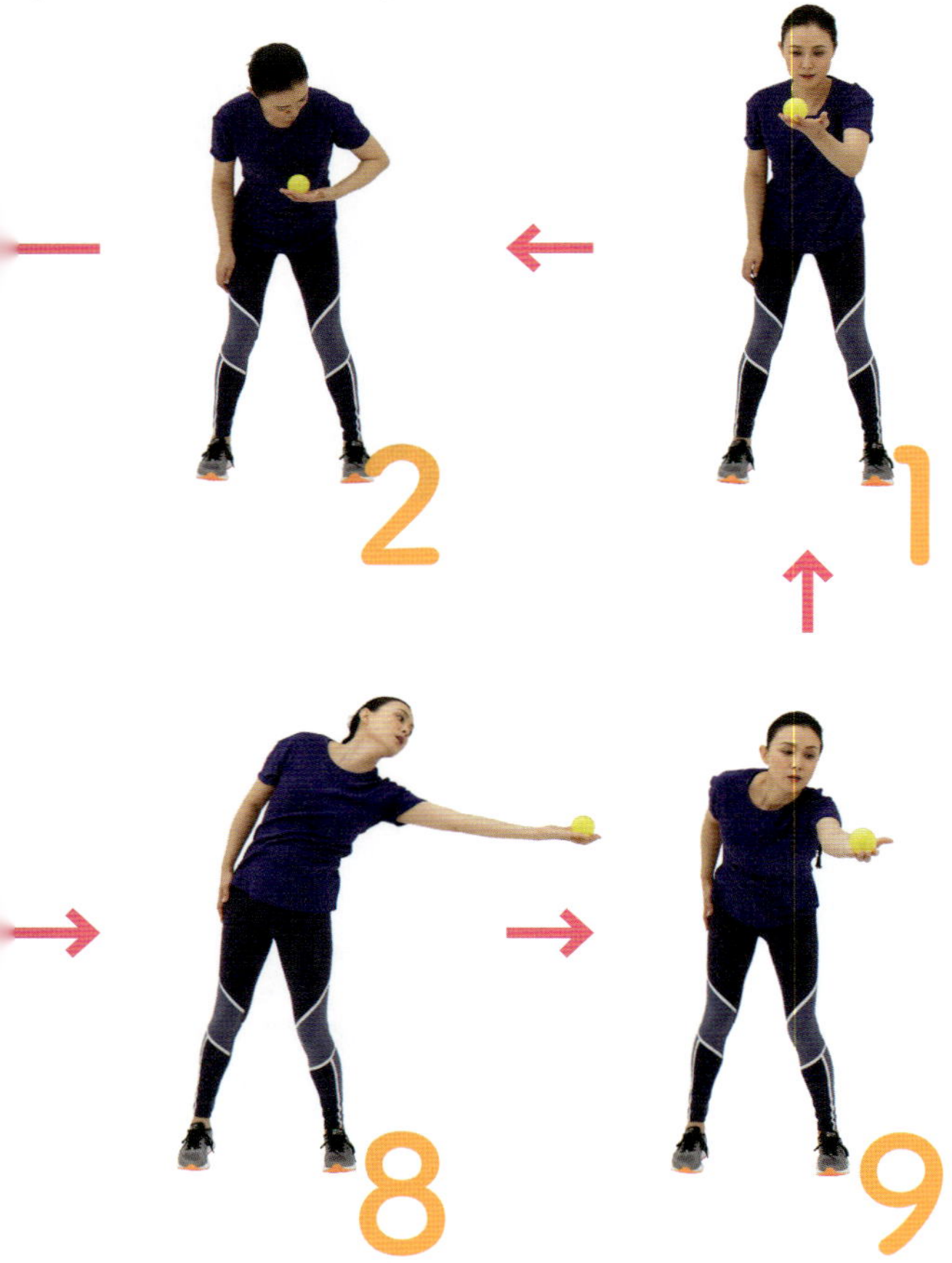

TARGET 胴体を中心に全身、脳と身体の連携、胸、体側、腕の付け根

ROUTINE
片手で8の字**1**周×**両手**×**2**セット

~Hachi no ji~

EFFECT
♡身体全体の柔軟性と連動性

DIG

まずは動きを

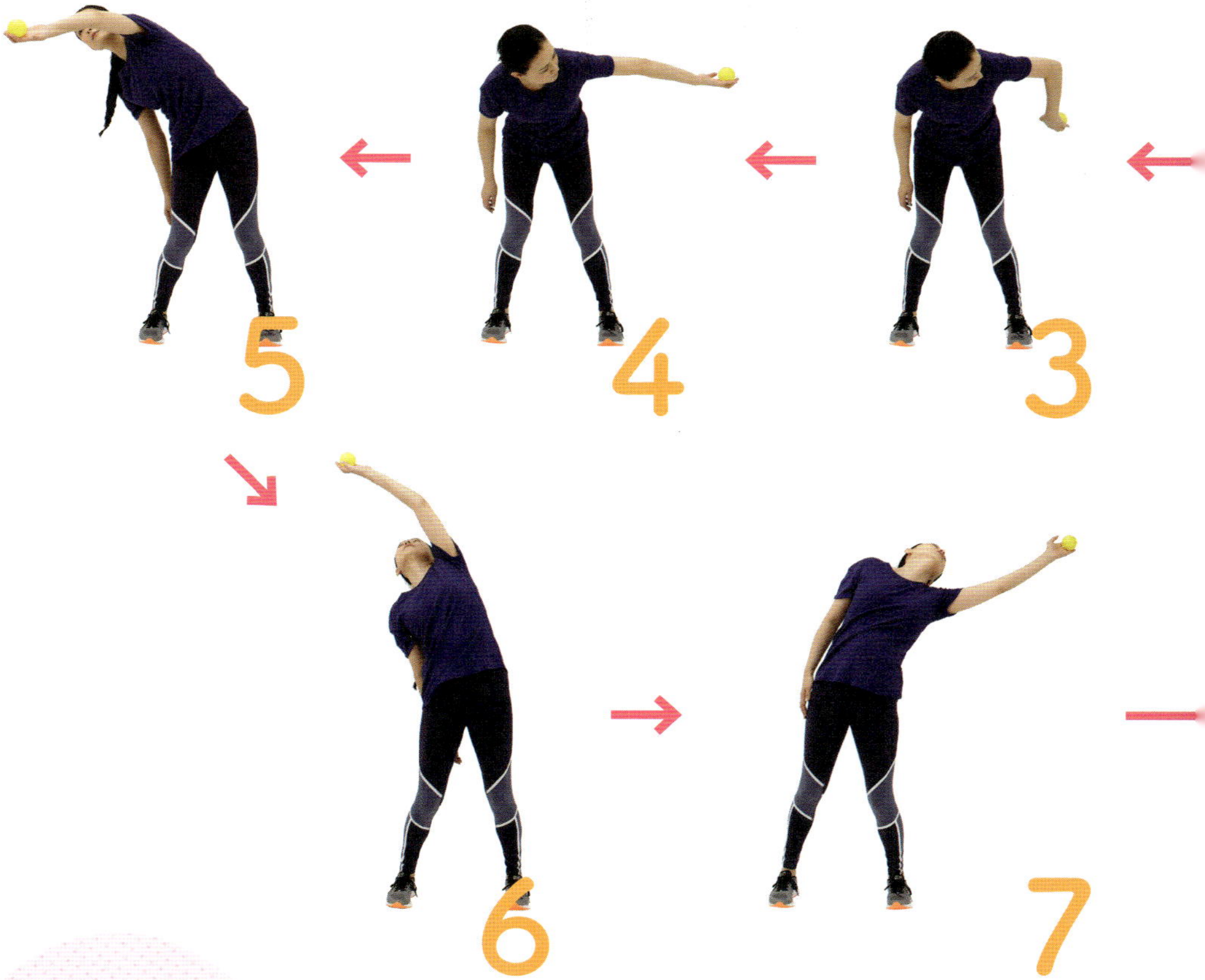

1
スタートポジション。

2-3
身体の前で
小さい円を描く。

4-8
頭上を旋回するように
大きな円を描く。

9
ゴールポジション

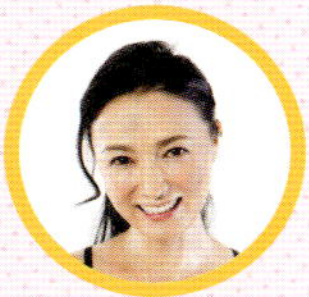

お家では柔らかいゴムボールや
テニスボールを使ってね。
手のひらを平らにして、
ボールを落とさないようにやってみよう！

上から見てみよう　動きを分解

1

スタートポジションは、
バランスを崩さないように、
腰幅より少し広めに立つ。
軽くひざを曲げ、重心は真下に。
お尻は突き出さず、腰は反らせない。
ボールは手のひらにのせ、握らない。

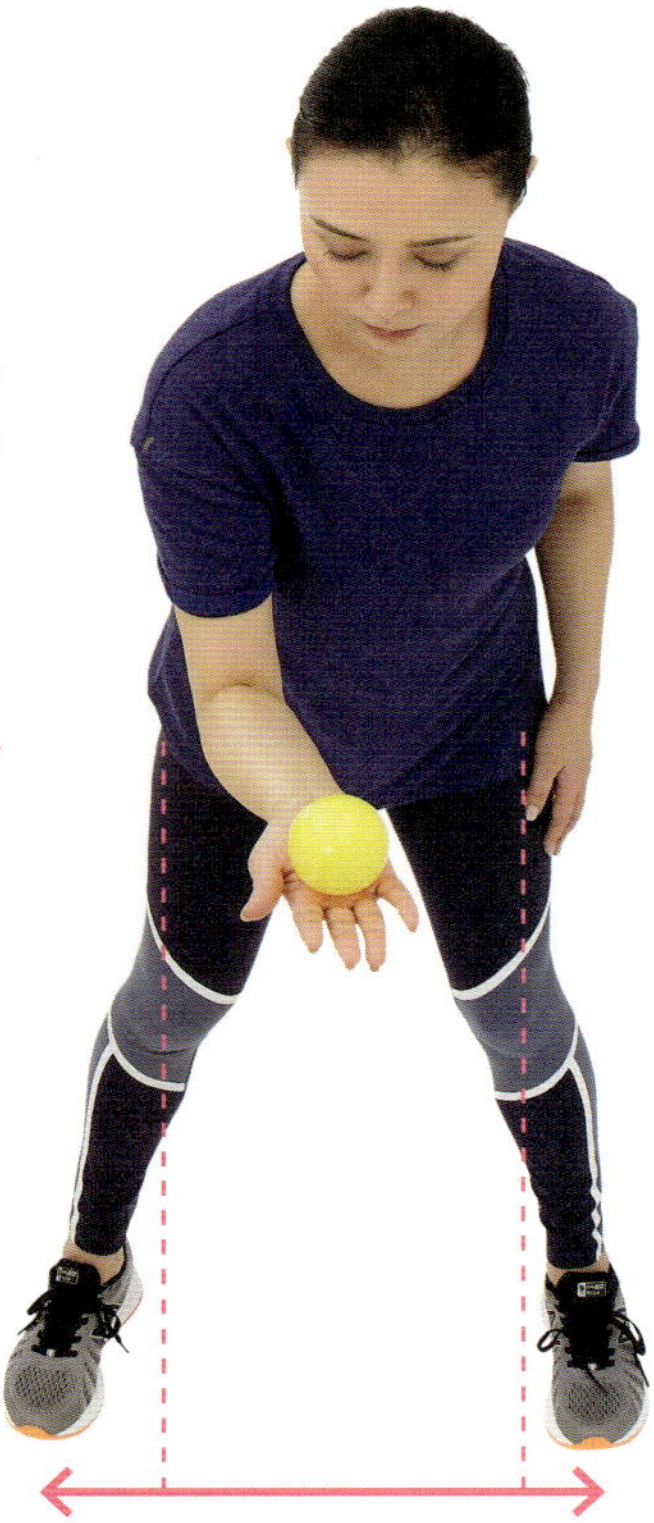

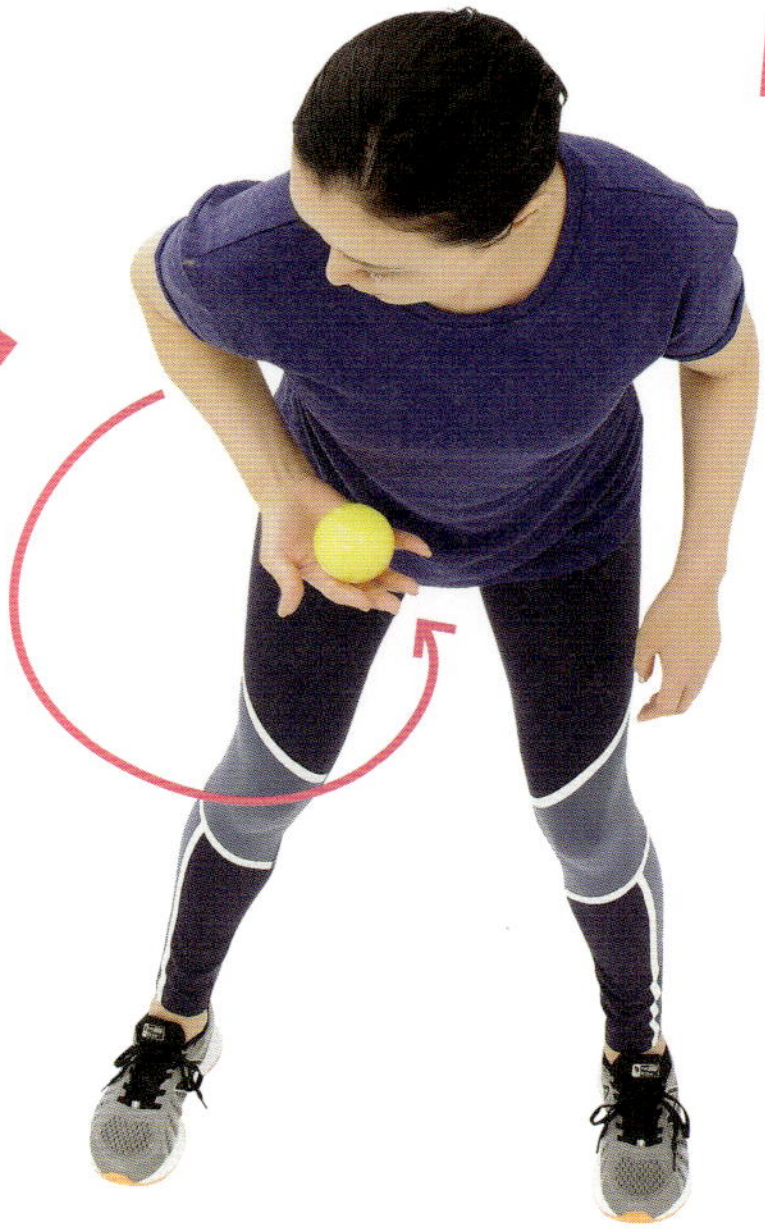

2

身体の前で内回りに
ボールを1周させる。
このとき、肩に余計な力が
入らないように注意。

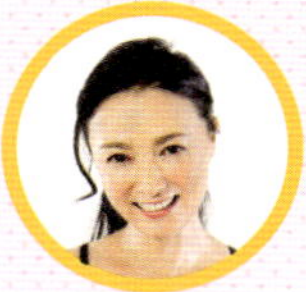

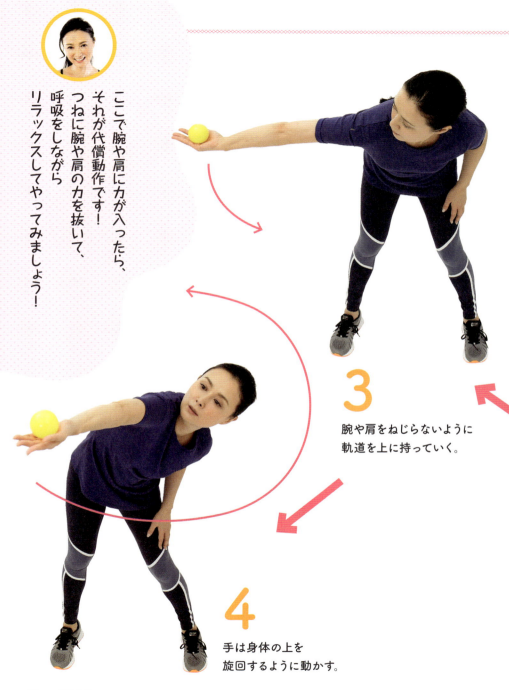

ここで腕や肩に力が入ったら、
それが代償動作です！
つねに腕や肩の力を抜いて、
呼吸をしながら
リラックスしてやってみましょう！

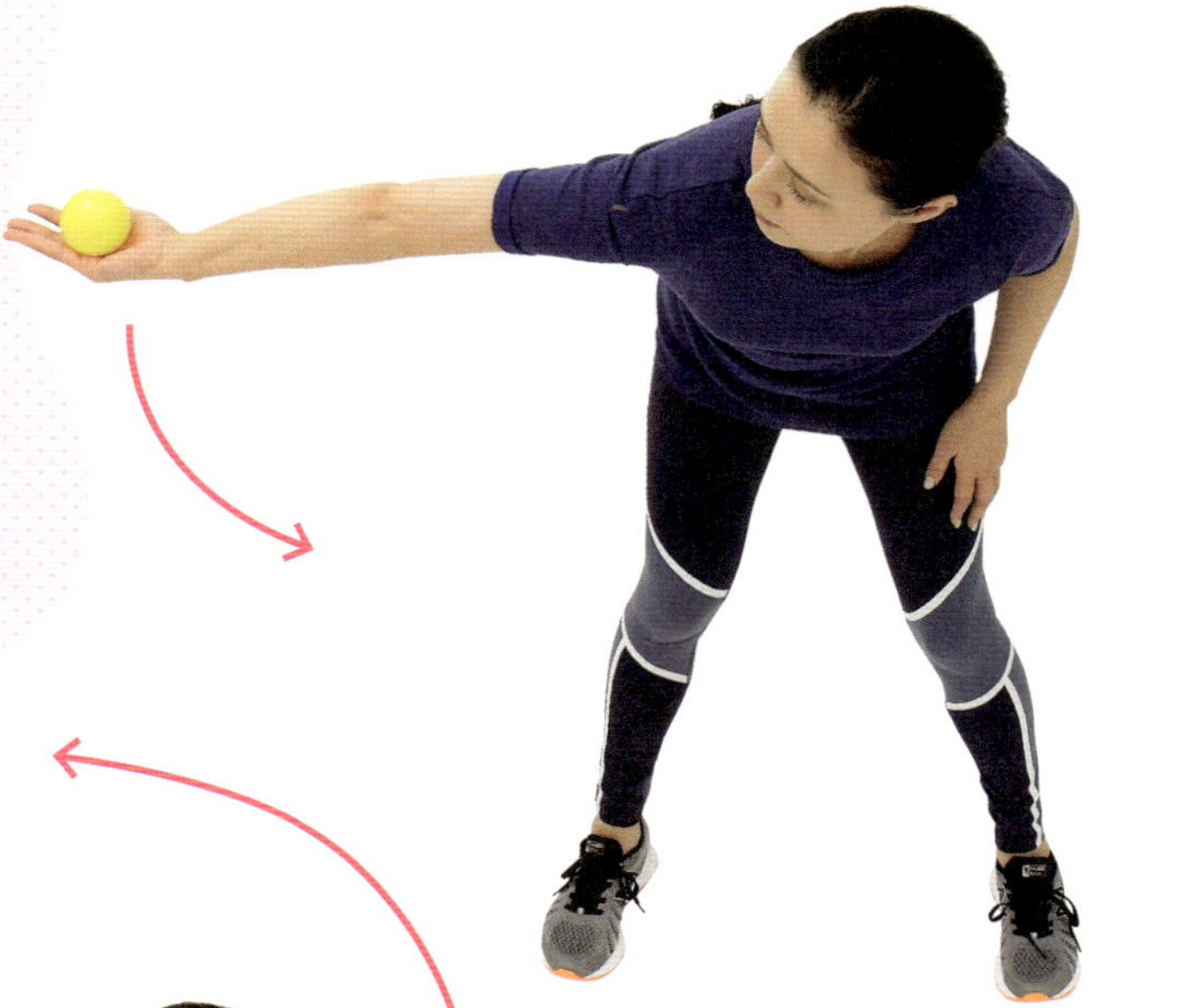

3

腕や肩をねじらないように
軌道を上に持っていく。

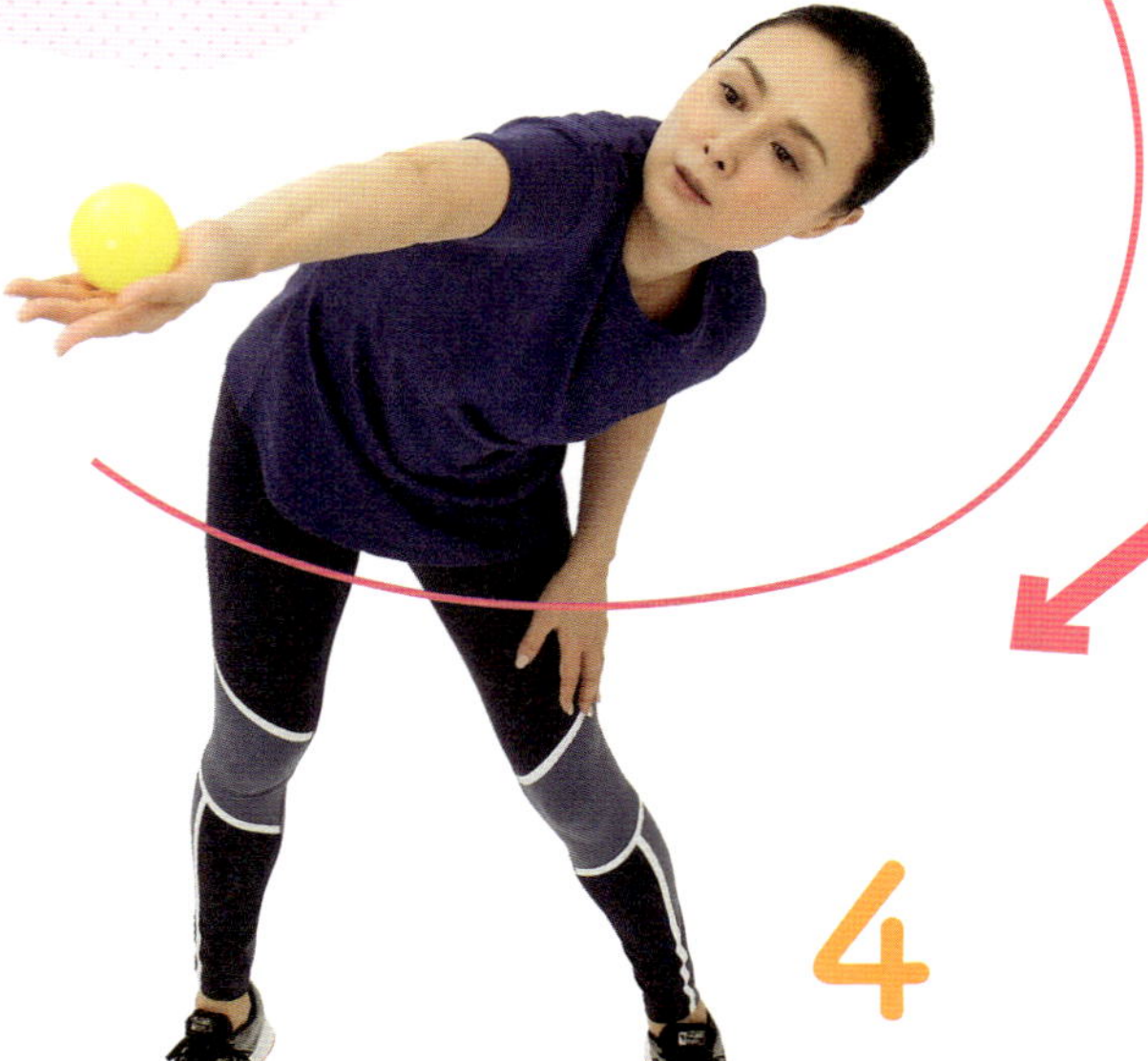

4

手は身体の上を
旋回するように動かす。

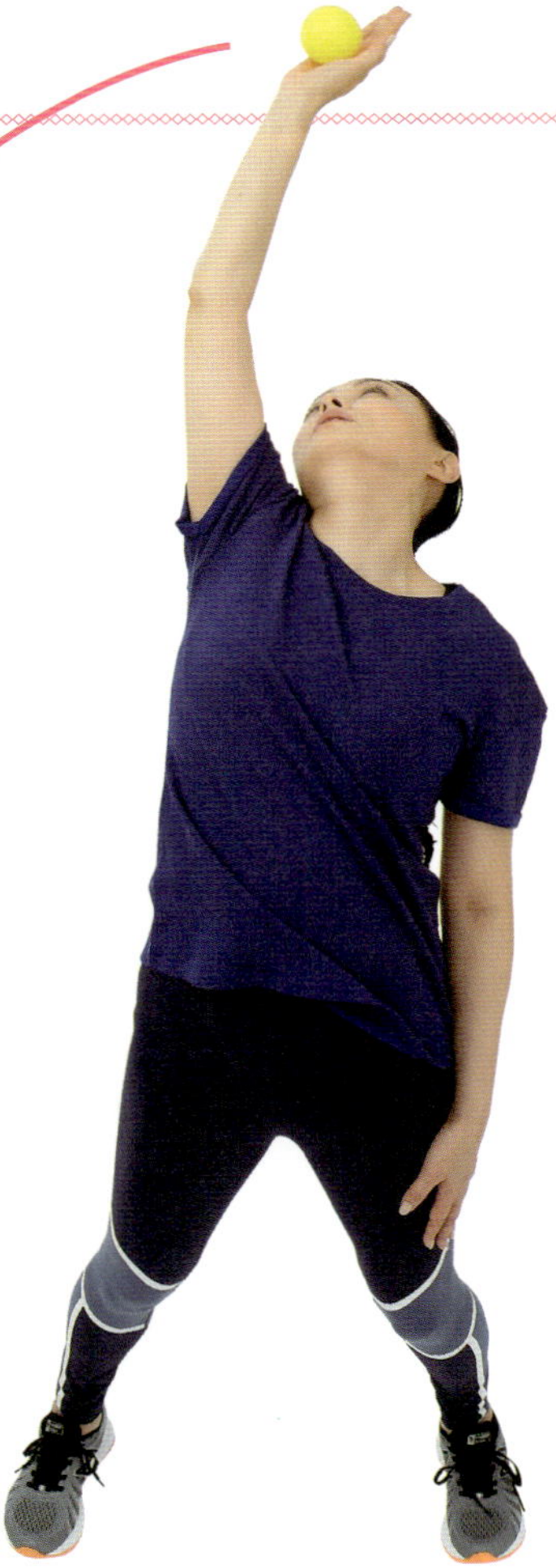

5

胴体を柔らかく使って
肩や腕が
ねじられないようにする。

6

再び肩の横を通過する。

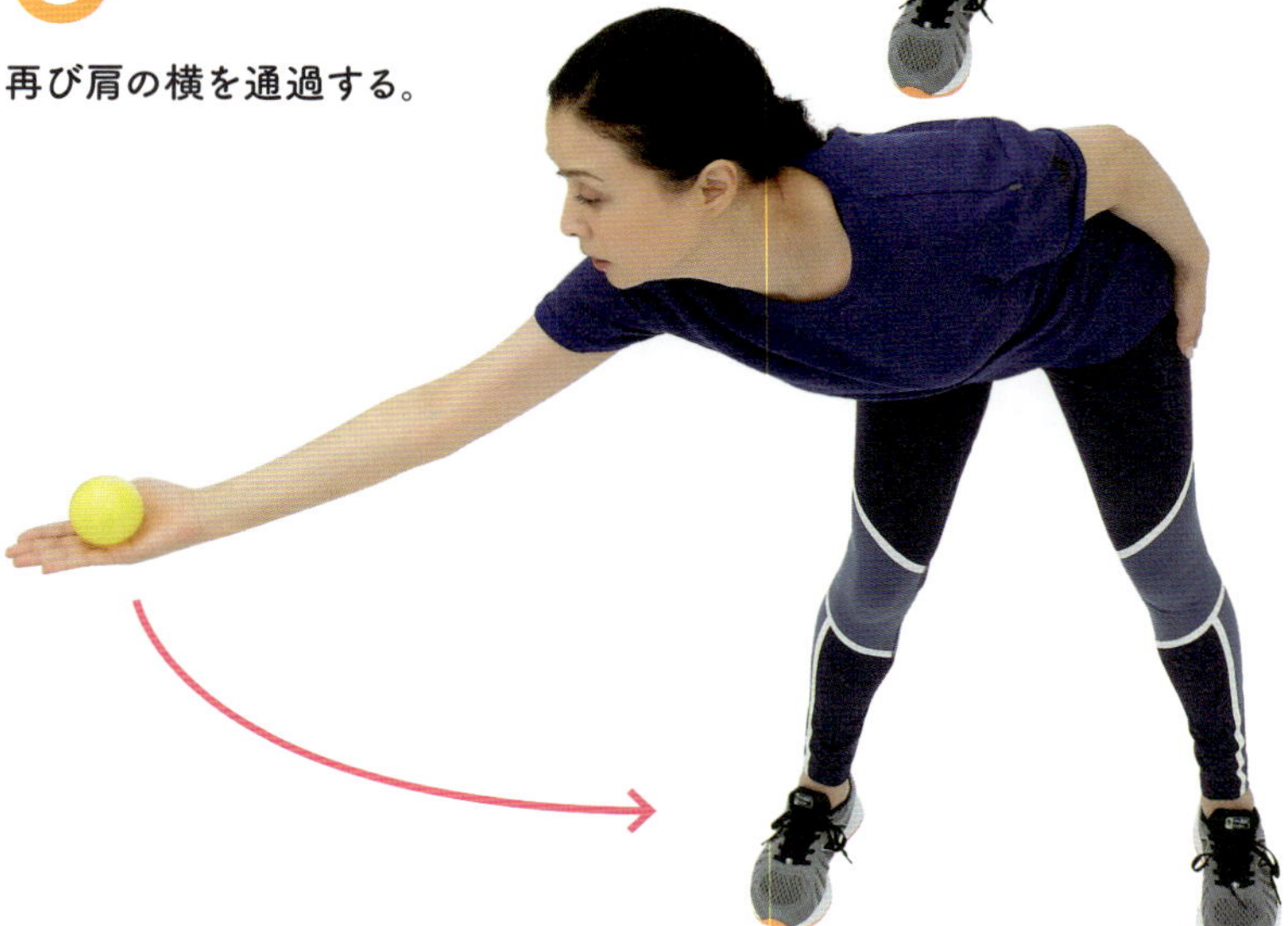

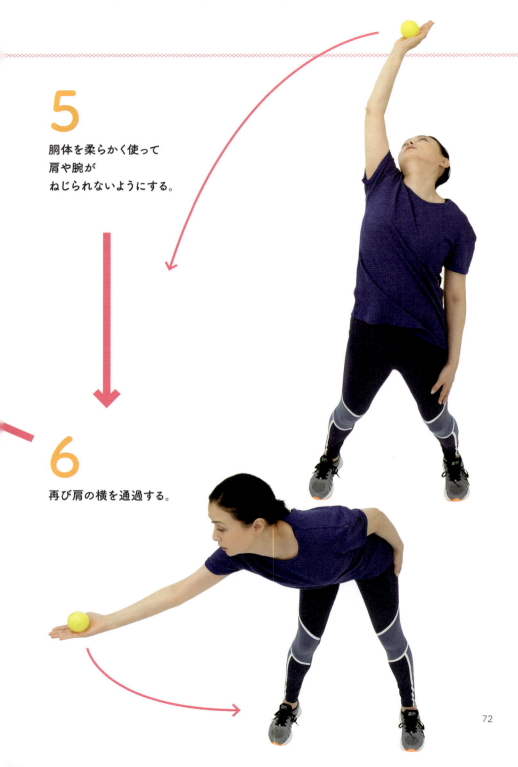

7

身体の正面に戻る。

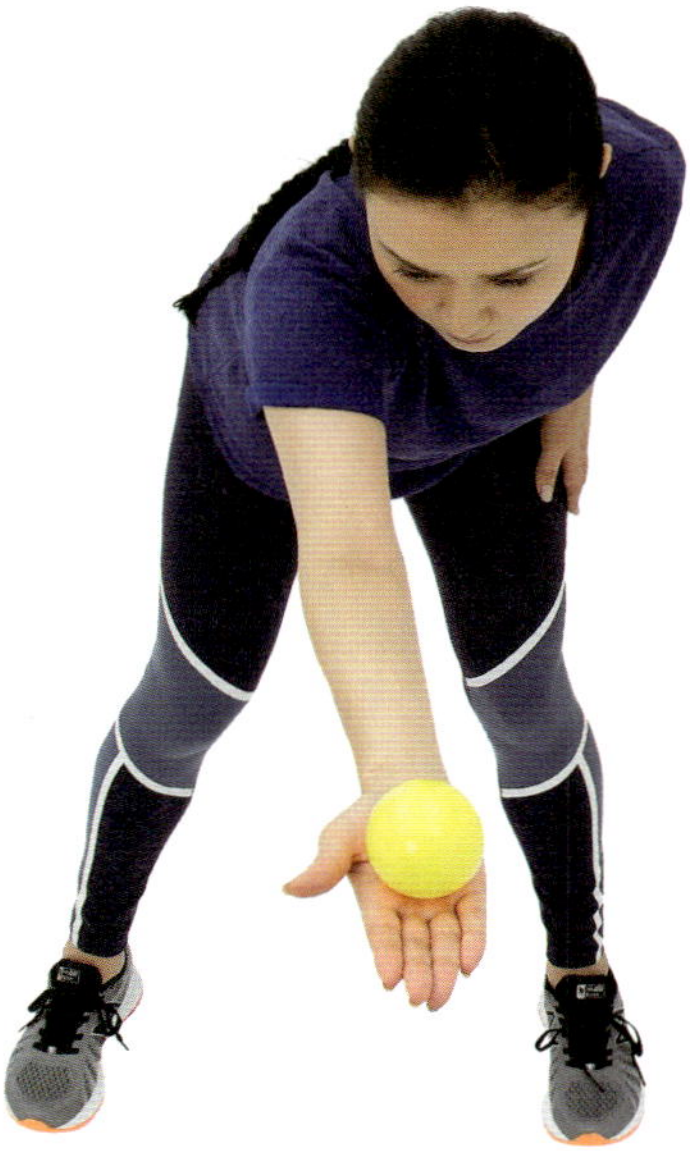

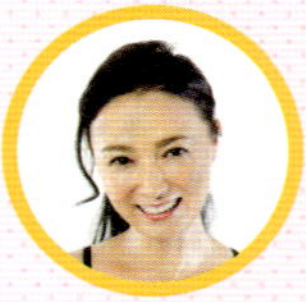

特に体を反らせるときなどは足元が力みがちです。それも代償動作。足元も軽やかなスタンスで！

NG
これはダメ！

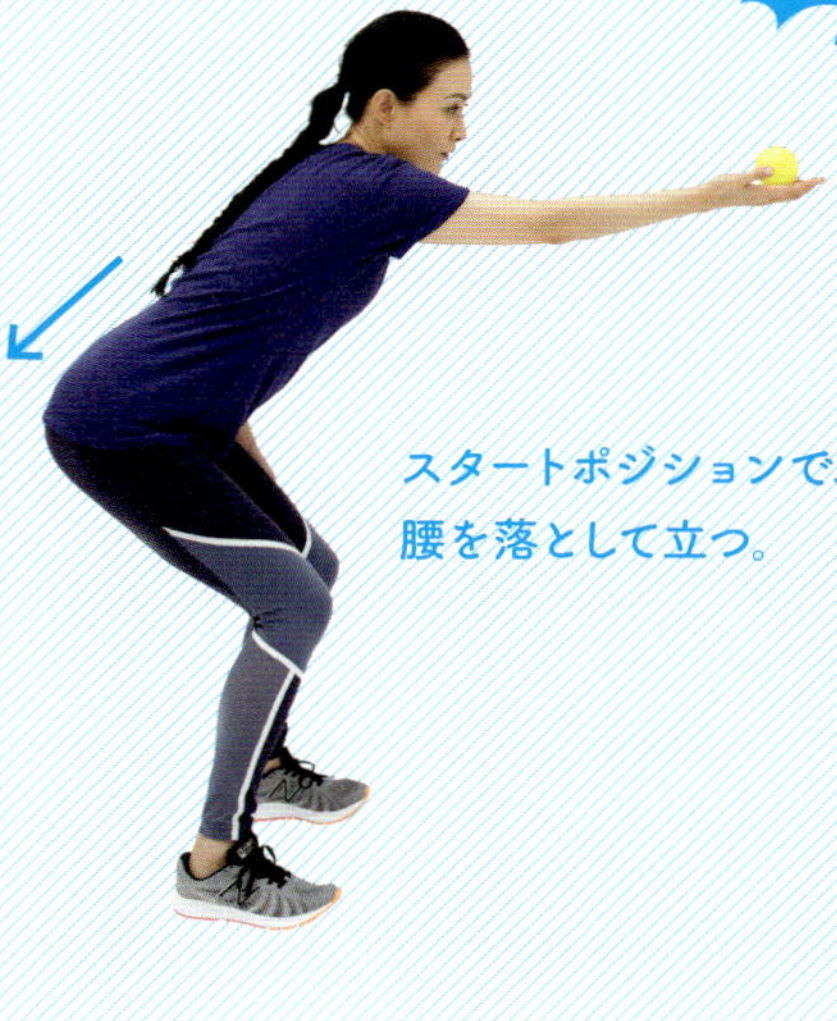

スタートポジションで、
腰を落として立つ。

ボールをぐっと握る。

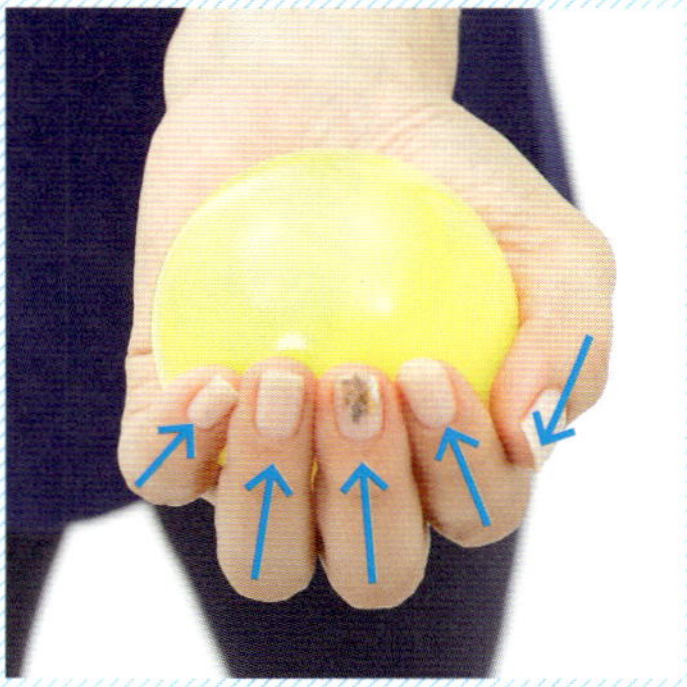

Session 7

Kのポーズ

骨盤の動きを向上させて、ぽっこりお腹を解消!

~K pause~

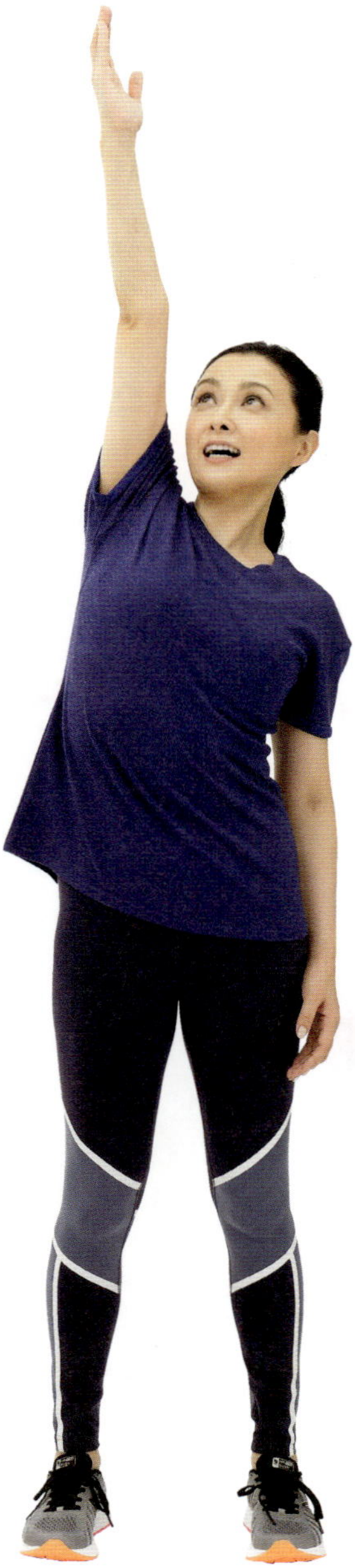

TARGET 骨盤、体幹側面（腹斜筋）

ROUTINE 直立⇒ポーズ**2**秒×左右**両サイド**×**5**セット

EFFECT
♡ポッコリお腹解消
♡足細効果
♡くびれ
♡背中の美しいライン

DIG

まずは動きを

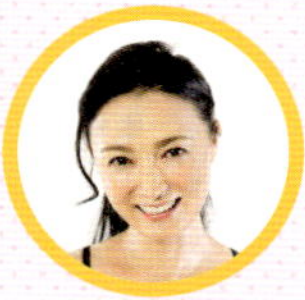

左側面は縮めて、右側面は伸ばす〜〜！
縮めるから骨盤も上がる。
この繰り返しで、
くびれを作っちゃいましょう！

骨盤本来の動きを向上させると、脇腹（腹斜筋）の柔軟性が取り戻せます。また、骨盤が動くことで背骨も柔軟に動くようになり、背骨の筋肉（脊柱起立筋）の柔軟性がアップします。この動きがしなやかにできることでくびれができ、美しい背中のラインも作ることができます。

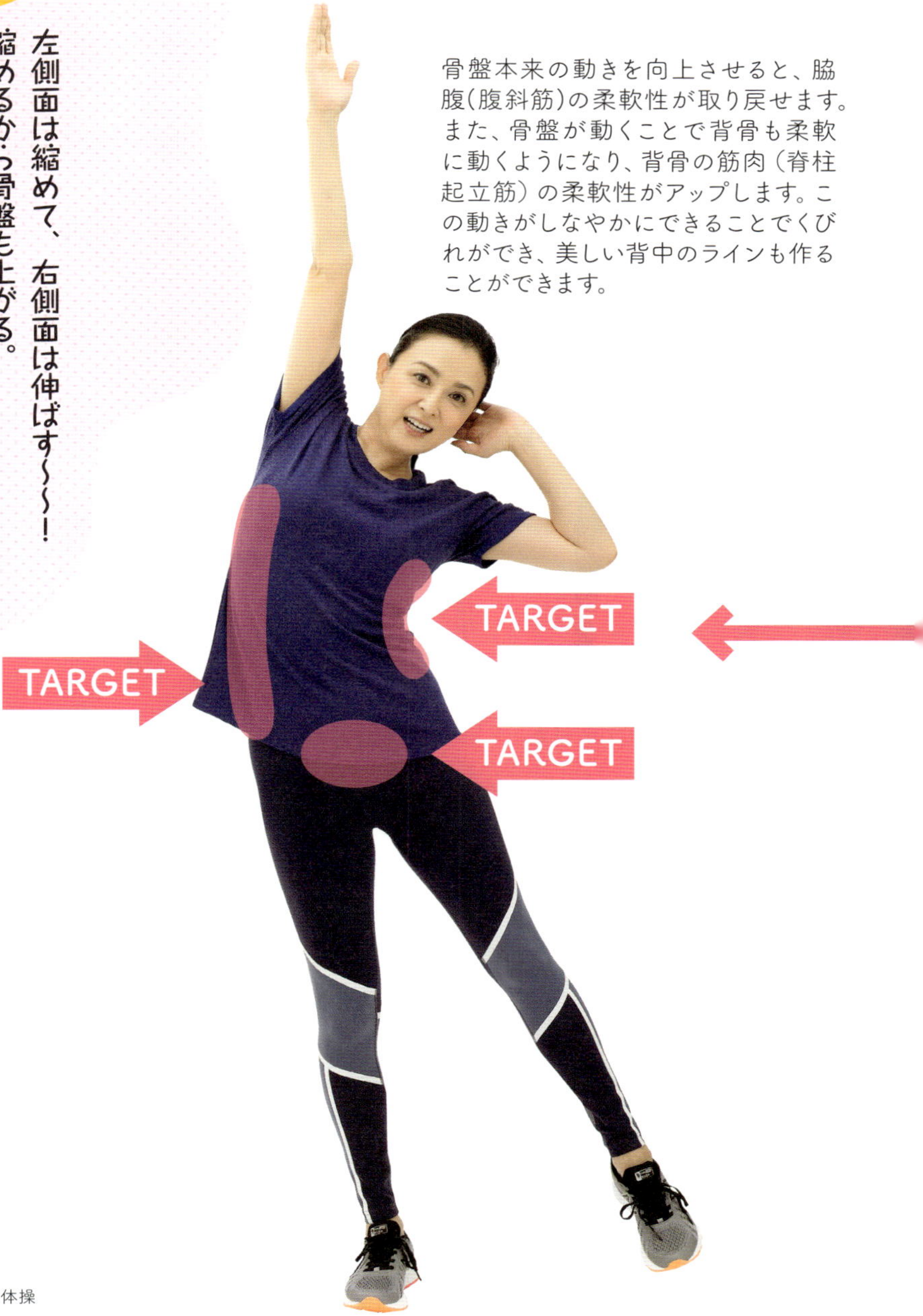

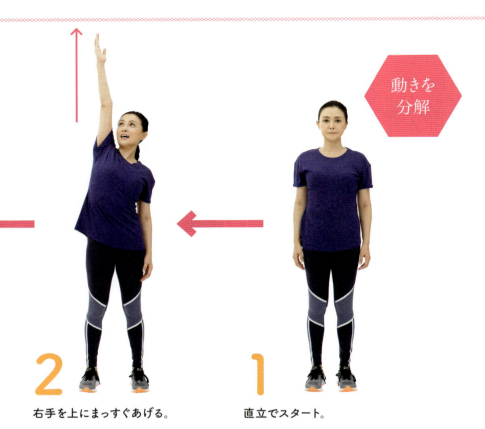

動きを分解

1

直立でスタート。

2

右手を上にまっすぐあげる。

骨盤スイングでくびれを作ろう

家事の合間にこまめにやってみよう

家事をしながら、
仕事をしながら、
骨盤をしなやかに動かして、
キレイなくびれと美しい背中を！

①骨盤を引き上げて片足を浮かせる。
②同じ側の体側を縮める。
③左右交互に10回ずつを目安に行う。

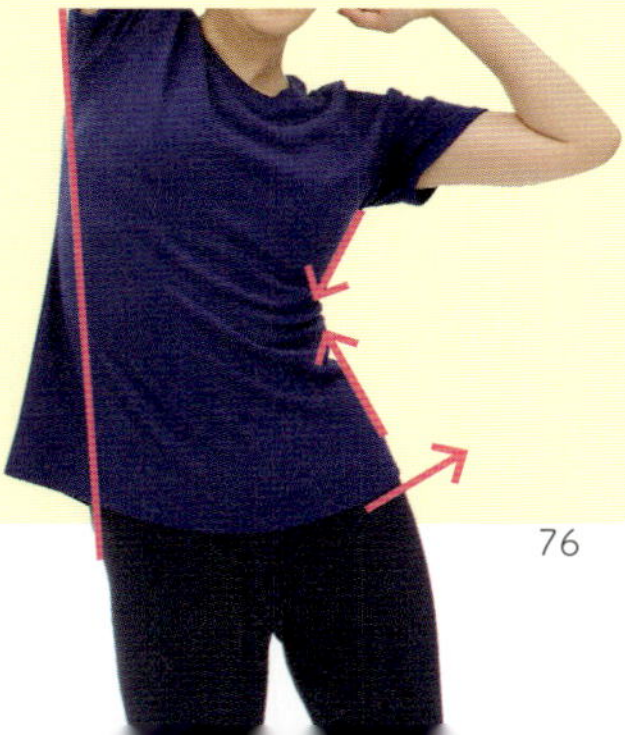

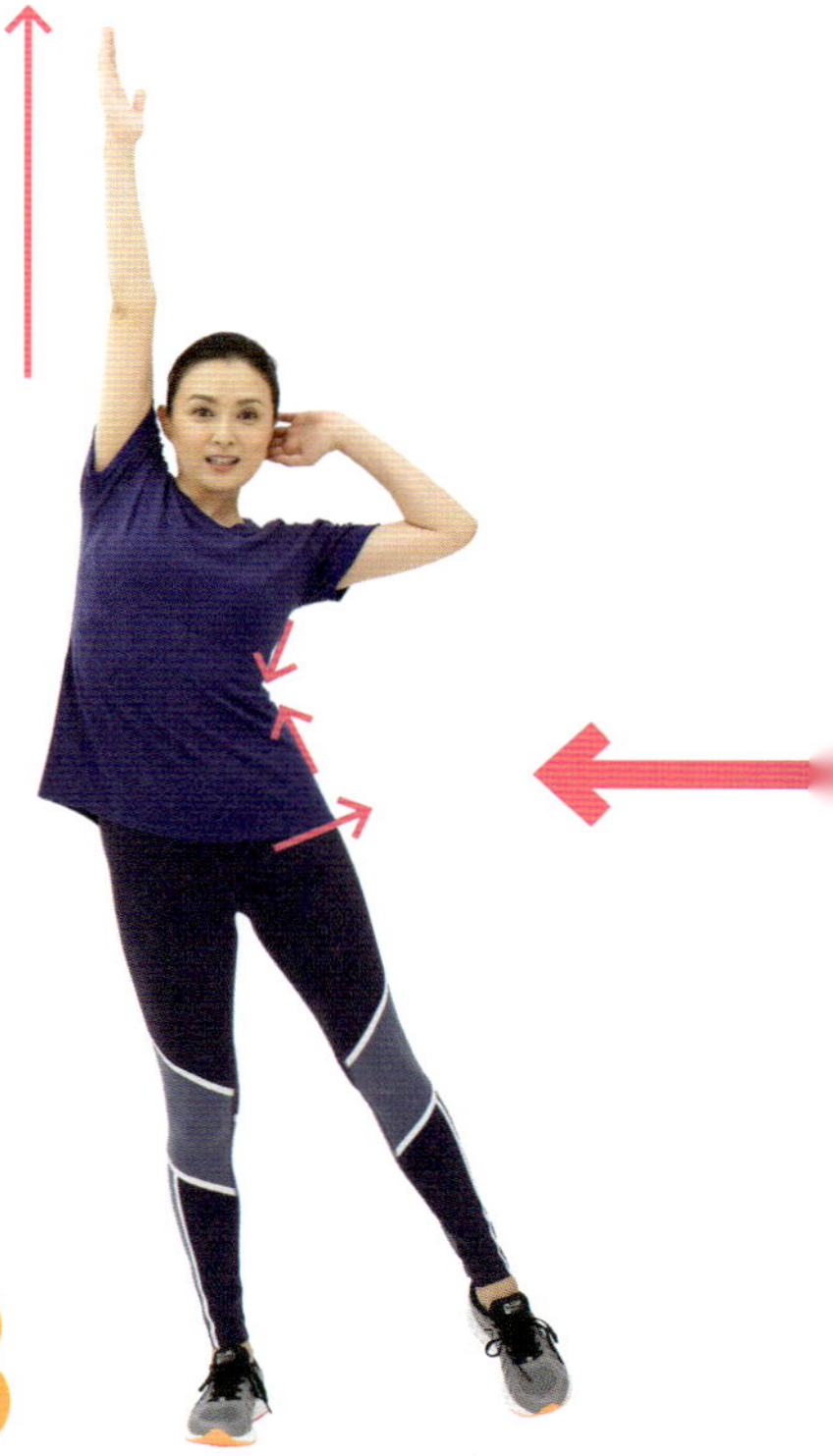

3

右足に体重が乗り、左の体側を縮めながら左の骨盤を引き上げる。

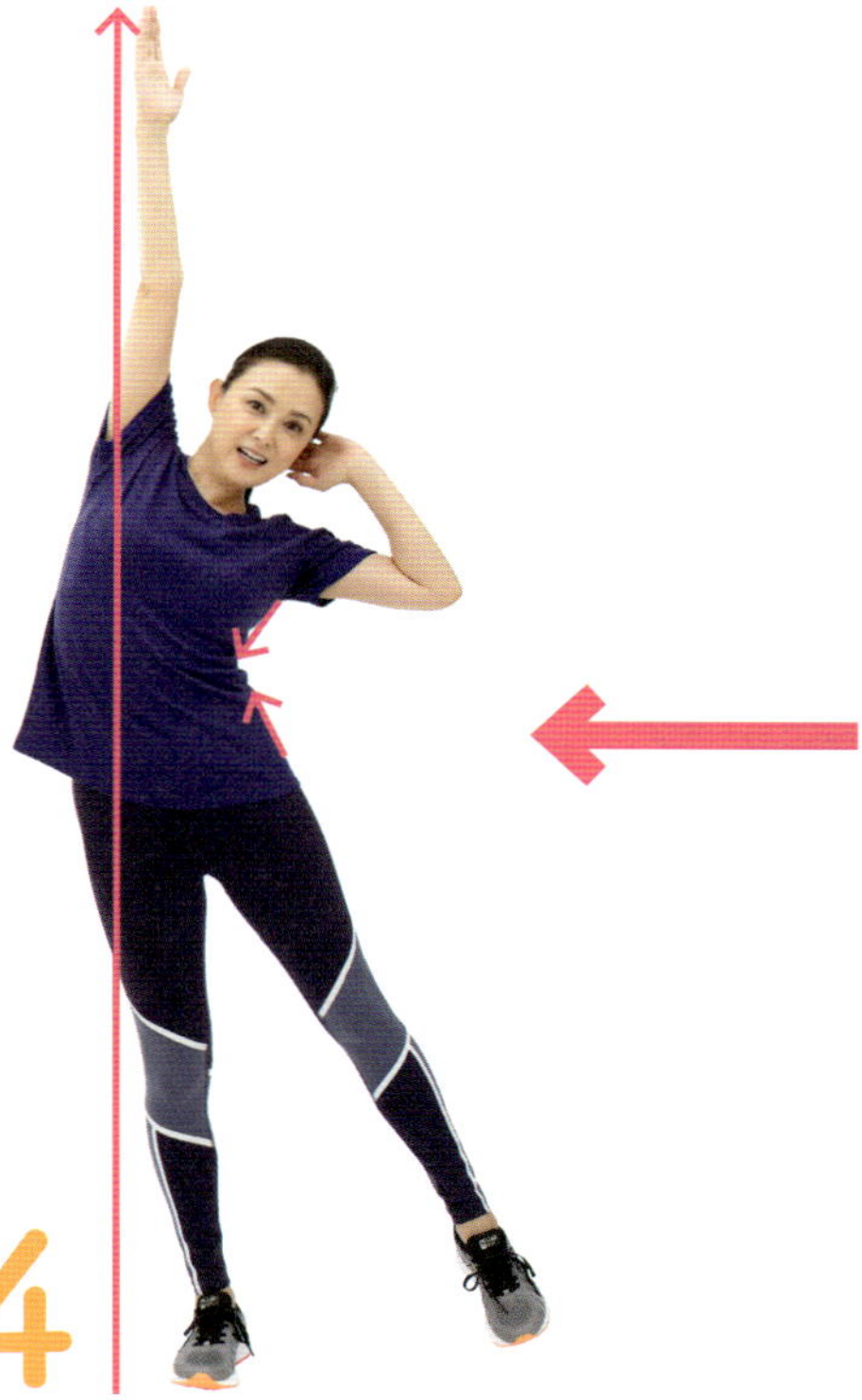

4

左の体側をもっと縮め、右の体側を伸ばす。ここで2秒キープ。左右交互に行う。

これが正しい！

NG
これはダメ！

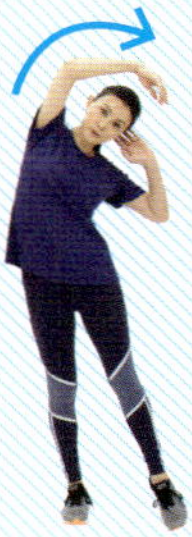

手がまっすぐ伸びず、脱力状態。

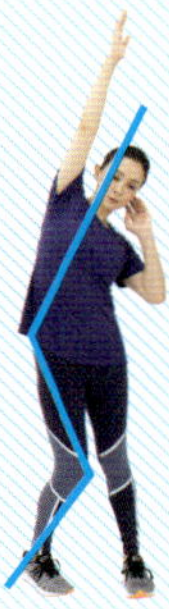

軸足（写真では右足）に体重が乗らず、曲がっている。

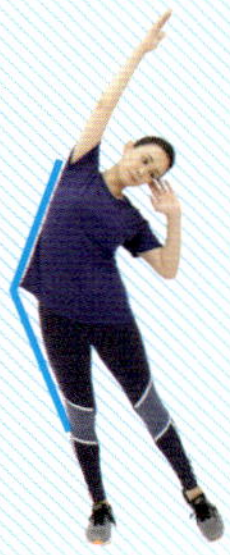

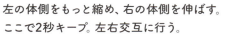

体側を縮めずにただ身体を曲げている。

お尻の体操

2

**左足をまっすぐ引いて、
骨盤を右にひねる。
このとき重心は身体の真下。
1秒キープ。**

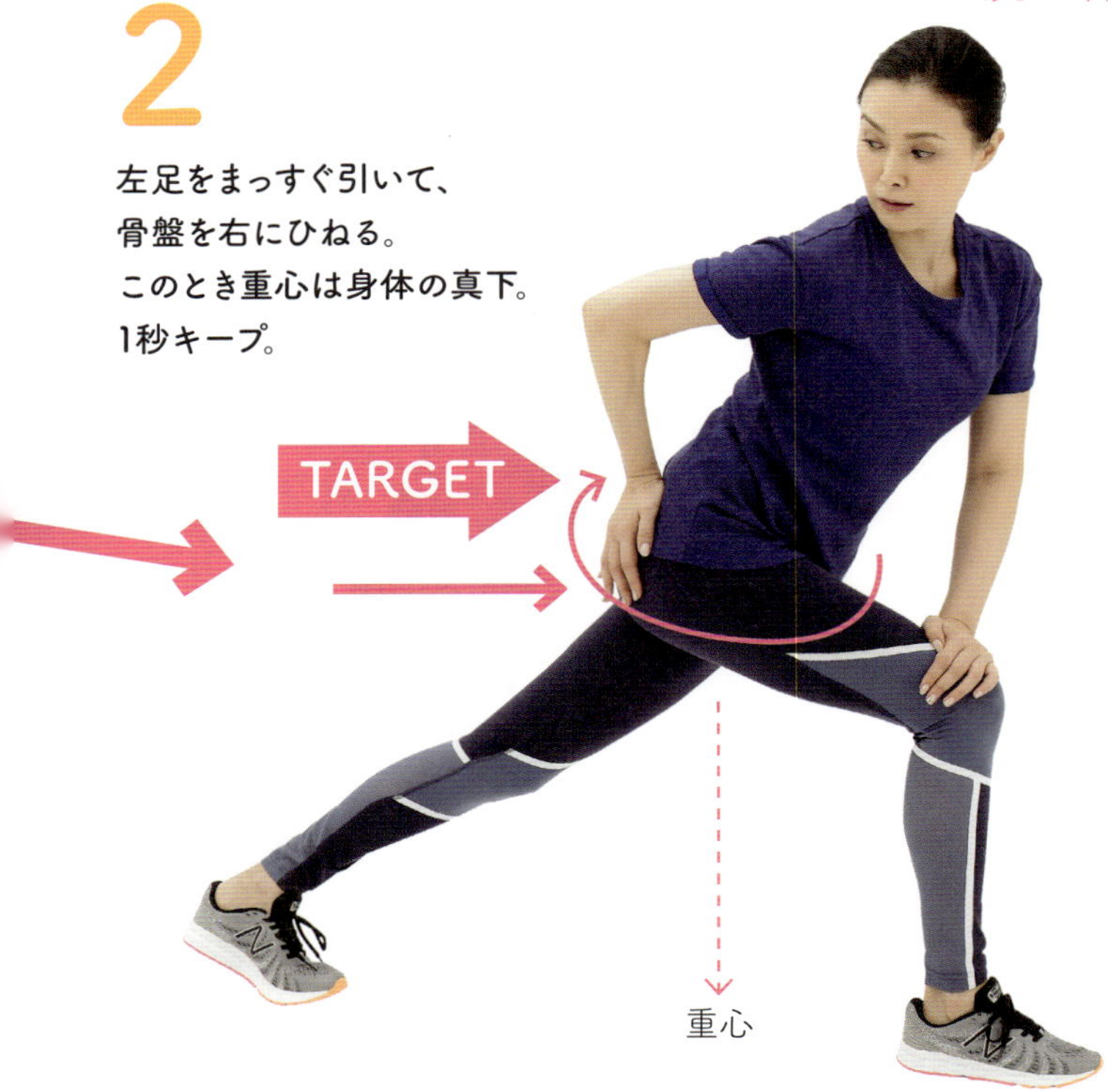

ヒップステップはより臀部にフォーカスし、刺激する体操です。
理想とする位置で重心が安定すると、ふくらはぎと太ももには力が入らず、臀部のみを刺激します。後ろに引いた足と反対側のお尻を刺激するように意識しましょう。これがヒップアップにもつながり、きれいなお尻のライン作っていきます。
またこのフォームを覚えることで、普段の歩行中もふくらはぎと太ももを刺激せず、臀部で身体を安定させた歩行ができるようになっていきます。

TARGET 臀部、骨盤

ROUTINE
直立⇒ポーズ1秒×左右**両サイド**×**10**回

EFFECT
♡ヒップアップ　♡小尻効果
♡太ももやせ　♡正しい歩き方

この体操でヒップアップ、歩くときもお尻を意識してヒップアップ!!

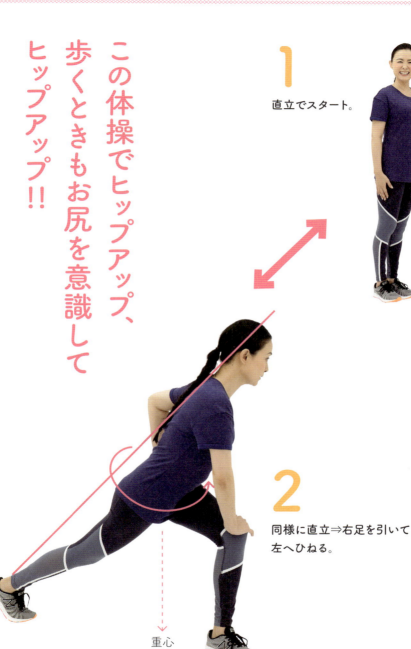

1

直立でスタート。

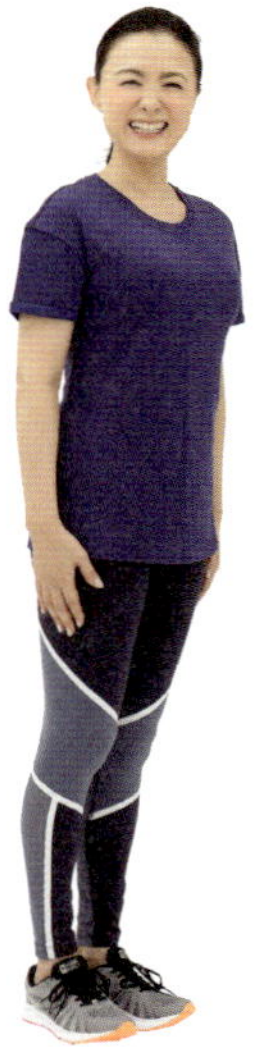

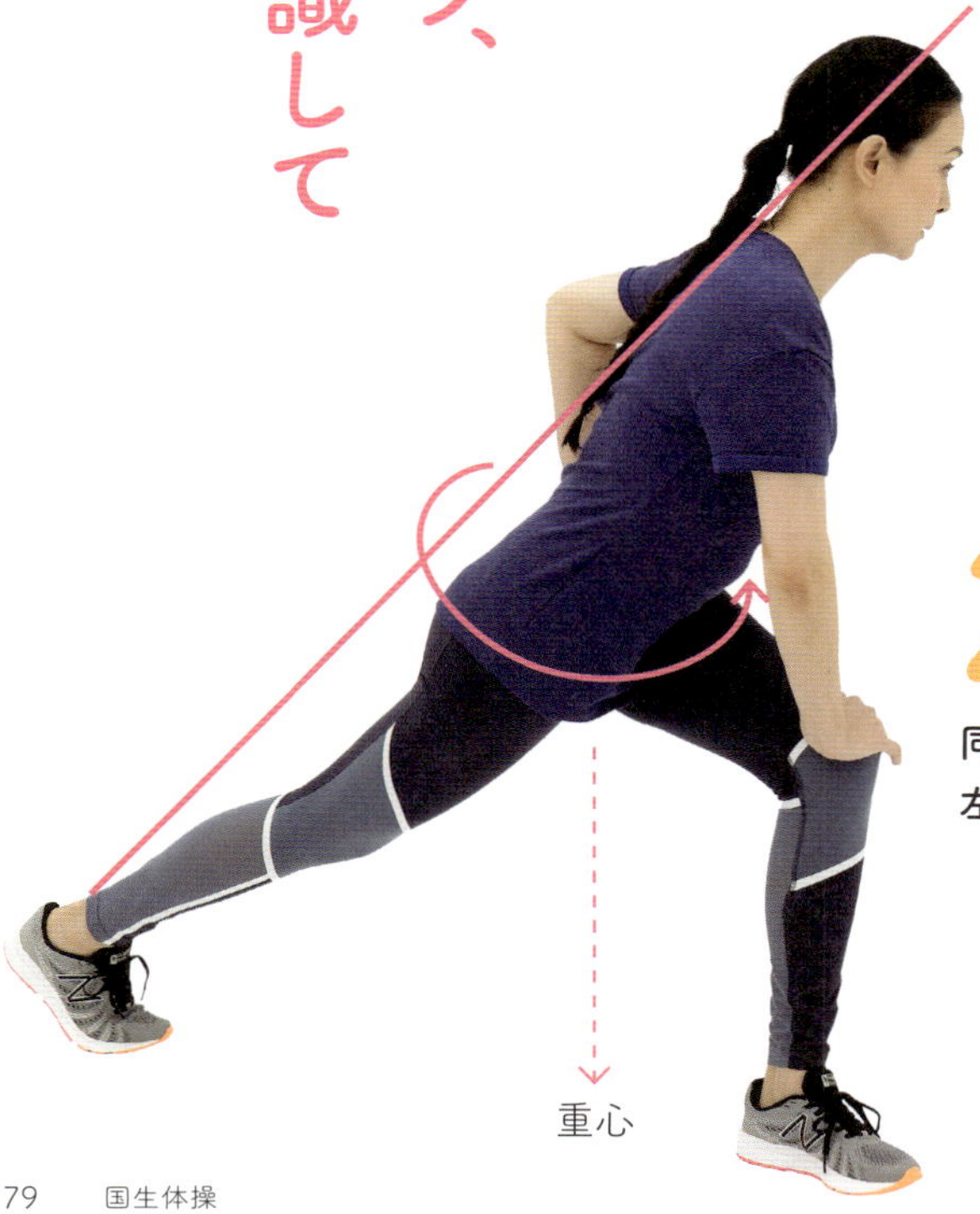

2

同様に直立⇒右足を引いて
左へひねる。

NG
これはダメ！

これじゃ、ダメダメ！
前足は垂直に
立つようにしましょう。

前足のひざが
内側に
入っている。

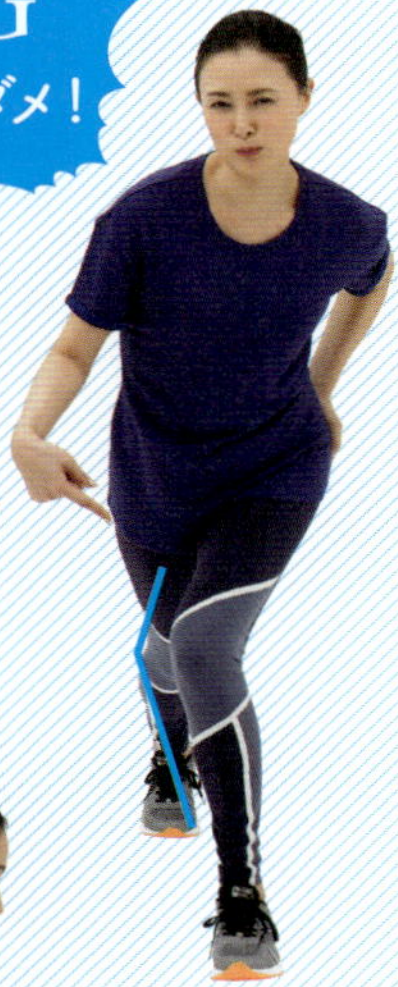

足を引きすぎて身体が
前足に体重がかかり、
前傾になっている。

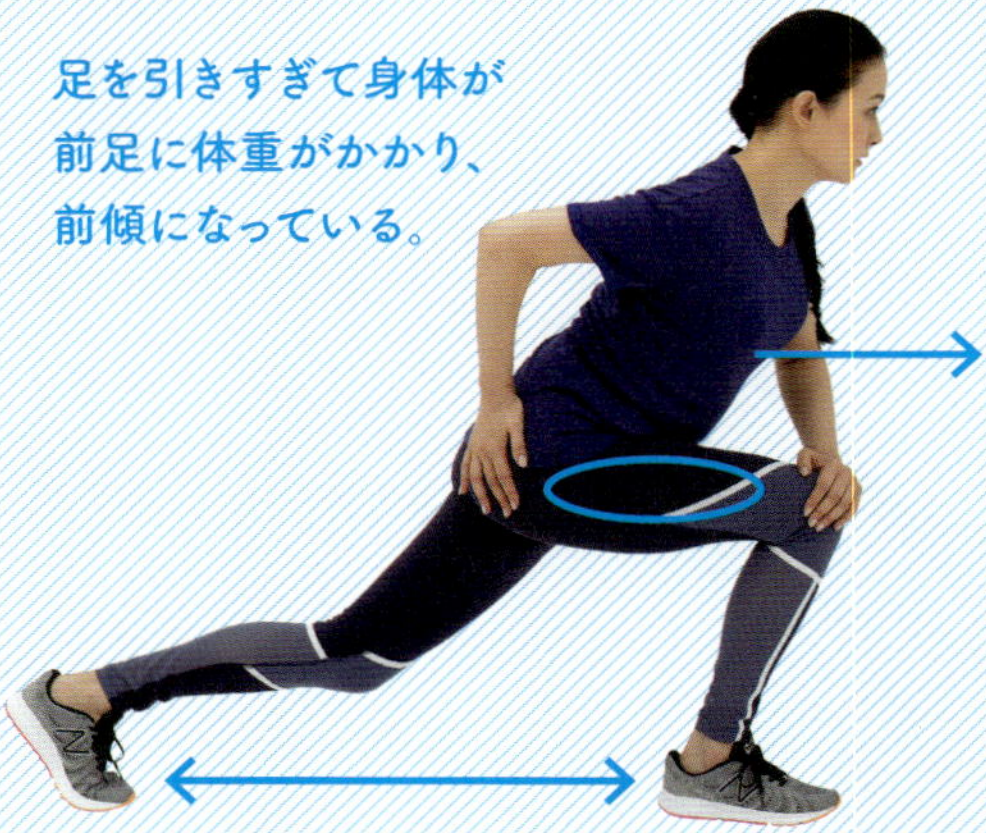

腰が前に入り、
胸を張る。

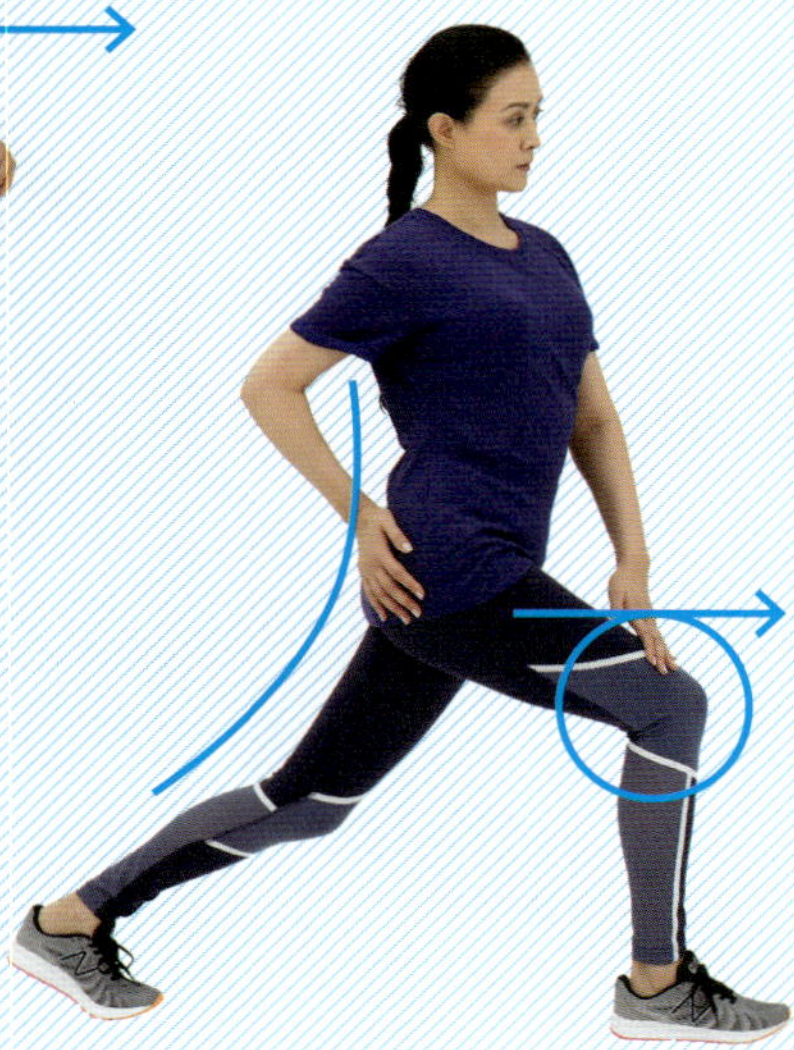

※ ── で囲んだ部分には不必要な力や負担がかかっています。

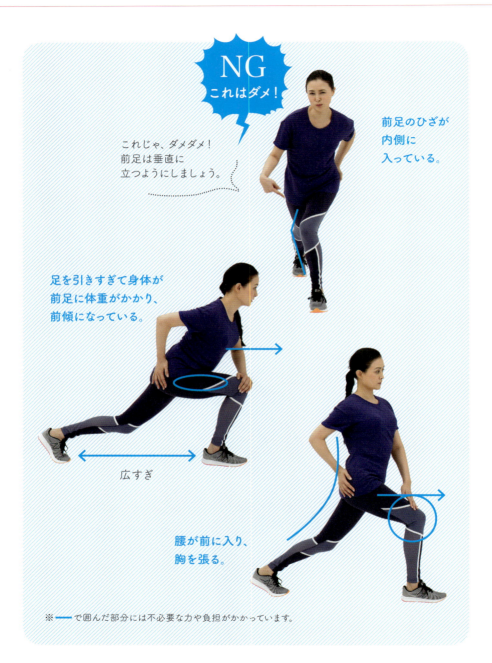

エピローグ

身体も心もまだまだ進化させていこう！

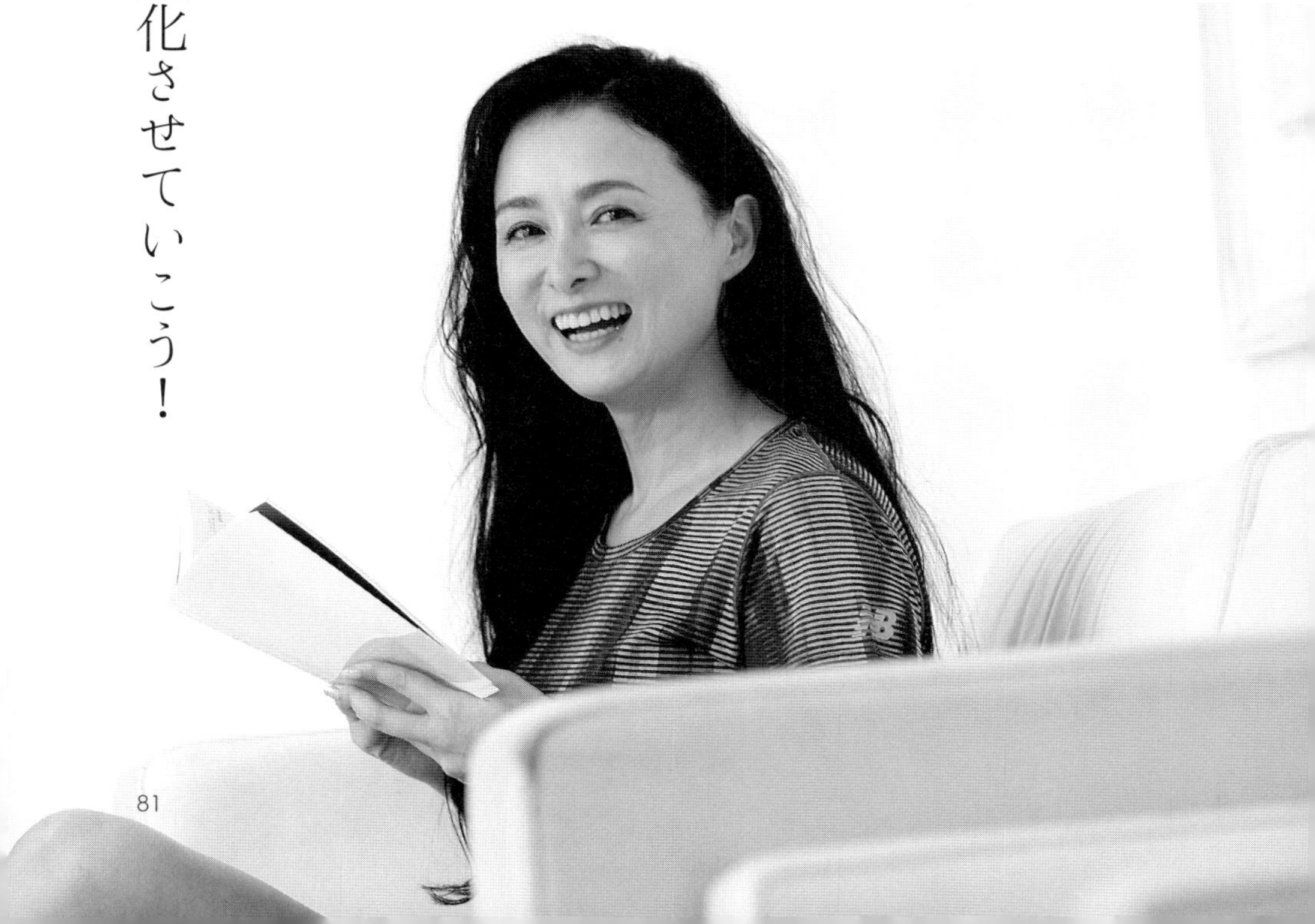

国生体操で得た柔軟性が
パフォーマンスを上げてくれた

今となっては、トレーニングを通して知り得たこと、感じたこと、考えたことがたくさんある。

例えば、パフォーマンスの低下は、加齢や体重の増加、また久しぶりの運動のせいだと思っていたのに、実は違うところに原因があると知った。

これは大きな収穫だった。目からウロコだった。

ここからまたいける！

そう思えたことがとても嬉しかったし、私の意識を大きく変えるきっかけになり、身体のパフォーマンスを上げることに真剣に取り組もうと素直に思えた。半世紀使ってきた身体を、ここから新品というわけにはいかないけれど、より良くするための努力をしようと前向きになれた。

そして、足首を柔らかくする理由は、私に柔軟性の重要性を強く認識させ、パーワートレーニングからストレッチ中心のプログラムに変えるきっかけにもなった。

身体の柔軟性。私が最も不得意とする運動の分野だ。

正直、私の身体はとても硬かった。開脚は開いて100度、その状態での前屈は手のひらが地面にやっとつく程度。股関節も硬かった。

人気のグラビアアイドルさんたちは、総じて高い柔軟性を持っている。そしてあり得ないポーズをとる。エロチックさは身体の柔らかさによるものなのかと、彼女たちを見て思ったものだ。私には無縁だと。

そんな私が本書で紹介した「国生体操」を始めて3カ月ちょっとで、開脚での前屈はあと20センチで顔が地面につくところまできた。股関節の硬さも取れ、足の付け根にあったゴリゴリもなくなって、触ってみると骨盤と大腿骨の間にゆとりが感じられるようになった。

それから時間を経た今、自力でブリッジができるようになったのは、プロローグでも書いたとおりだ。

「国生体操」は、私の柔軟性を劇的に変えてくれた。国生体操のプログラムには流れがあるので飽きないし、進歩や進化を感じられる程度の難易度もあり、自分の身体の変化を日々感じることができる。

今の私は、多くの方に、国生体操を毎日続けて、柔軟性を手に入れてほしいと願っている。

でも、なかには柔軟性がなぜ必要なのか、重要なのか、疑問を持つ方もいらっしゃるだろう。

咄嗟のときに身体を守れる。可動域が広がるから、今までできなかったことができるようになる。

例えば、何かを取るのに手が届くようになったとか、着物を着るとき簡単に帯を結べるようになったとか、ゴルフのスコアがよくなったとか。

そして何より、柔軟性を取り戻した身体はしなやかで美しい。

すべてにおいてパフォーマンスが上がるのだ。

これも私が「国生体操」を続けることで、実感したことだ。

トレーニングで認識した「呼吸」と「対峙」で人との距離感や自分の心の強さを見出した

トレーニングを通してもうひとつ、呼吸の重要性を知った。

もちろん人間だれしも息をしないと生きてはいけないが、呼吸はほかにもいろいろな恩恵をくれる。

私は、何かの運動をしているとき、特にボール8の字になるとまったく呼吸をしていなかったようだ。いつも「呼吸してください」と鈴木先生の声が飛んでいた。

呼吸、呼吸と頭のなかで繰り返しながら運動をしていると、今度はどうも鈴木先生の呼吸に合わせてしまっていたようで、「自分のペースで呼吸してください」とまた注意された。

そのとき思った。

「呼吸まで相手のペース！　なんたることだ」

女優の仕事やテレビの仕事では、「空気を読みなさい」「場を考えなさい」と口酸っぽく言われてきた。そればかりを優先して、自発的であるはずの呼吸まで相手任せになっていたのだろう。なんてこったと愕然とした。

そう気づいてからは、ゆっくりと自分に問いかけながら、呼吸をするように心がけた。最初は、自分で認識できるように、「ふぅーっ」と声に出して呼吸することを意識した。そうしているうちに、自分と相手、自分とその場の状況の間に何か見えない幕があるような感覚ができてきた。

相手と自分の呼吸のペースが違うと、それぞれに時間の流れが作られ、自分にゆとりができる。まさにマトリックスだ。

ちょうどそんなことを思うようになったころ、ドラマの撮影で、台本3ページ分をひとりでしゃべるシーンがあり、レール上に設置されたカメラが私ひとりを追いかけることがあった。

私は慌てることなく、ゆっくりと自分のペースで、余裕を持って演じることができた。

この体験はとても新鮮で、鮮明に記憶に残った。

このとき呼吸が自分をいろいろなプレッシャーから守ってくれると実感した。ブレないために、ベストを尽くすために、泣きをみないために、自分のペースでする呼吸は身を守ってくれるものだと知った。

同じようなことがもうひとつある。

トレーニングを通して、自分自身と対峙できるようになったこと。自分に問いかけ、自分自身を理解し、そして身体と心と脳とで考えることができるようになったのだ。

「人と比べることをしなくなった」

「私は私と思えるようになった」

「人との距離感がうまくとれるようになった」

「ひとりで過ごす時間がとても大事だと思うようになった」

「自分を大切にし、自分に尽くせるようになった」

「何があっても揺るがない心になった」

今まで「私にはない」「無理」「できない」と思っていた思考や行動ができるようになるなんて、なんて素晴らしいことなんだろう！

感じること、考えること、身につくことは人それぞれだ。でも……

「何かを手にできる！」

「進化できる！」

「自分を信じてみよう！」

トレーニングを続けたら、きっとそう実感できる日がくると思う。

反比例して進んでいくこれからの人生
トレーニングは身体と心の進歩をもたらしてくれる

私にとって、年齢を重ね、気持ちと身体が反比例して進んでいく時間のなかで、トレーニングで得たことすべてが本当に嬉しい進歩だった。

多くの人が同じ経験をしているのではないかと思うが、年を重ねると、受け入れがたい瞬間に出会う。

一本のシワ、一本の白髪を見つけたとき、「えっ！」と驚き、その事実を「嘘でしょ」と拒否する心が働く。

「最近ストレスがたまっていたから」

「夜遅い日が続いたから」

「食事のバランスがよくなかったのかな」

最初はシワや白髪の原因を〝加齢〟のせいにはしない。

しかし、一本のシワが二本になり三本になったころ、髪をかき上げると必ず白い物が見えるようになったころ、ようやく諦めという形で、加齢を受け入れる。

でも、50歳になっても、60歳になっても、好奇心は湧くし、何かに興味を持ち、そのことに心が燃える。

半世紀も生きてきた私のような年代は、精神的にも成熟し、ことの善悪を見極める理性と知性もある。個々に守るべきものが存在して、自分や社会に対しての責任もあり、また果たしてもきた。

みんな、自分なりによく頑張って努力してきたのだと思う。これからも同じように努力し続けるだろうし、それぞれに自分が考え信じることをやり続けるだろう。

あとはここから「身体をどうするか」。

身体が衰えたのは加齢だけではない。長年にわたる身体のクセや使い方、故障も往々にして原因になりうる。

改善できるということを心の中で意識するだけで、進歩していくはず。少しずつかもしれないし、時間はかかるかもしれない。

厳しくしすぎると長続きしないから、自分の身体と相談しながら少しずつ、少しずつ……。

正直、私も老いに対する不安や恐怖もある。いつまで健康でいられるかと考え込んだりもするし、これから先のことを思えば、落ち込んだりもする。

でも今は、起こっていないことを心配してもラチがあかないと思うようになった。不安になっても、恐怖を抱いても、落ち込んでも、心配してもいいのだと自分に言い聞かせている。

思い切り落ち込んだら、あとは底を蹴って上がるだけ。もがくと苦しいから、そういうときは、潔くストンと落ちてしまおうよと、自分を励ましている。

人間には回復力がある。一度悪くなっても治るものもある。

それを信じて進んでいこうよ。

決めるのは自分！

あきらめないで！

国生体操で、たおやかできれいな身体を手に入れて、自分を大切にしながら生きていこう！

Message

国生さゆり 応援してます！

くじけそうになったとき、
ここからのページを読み返してください。
一瞬立ち止まってもまたスタートできます！

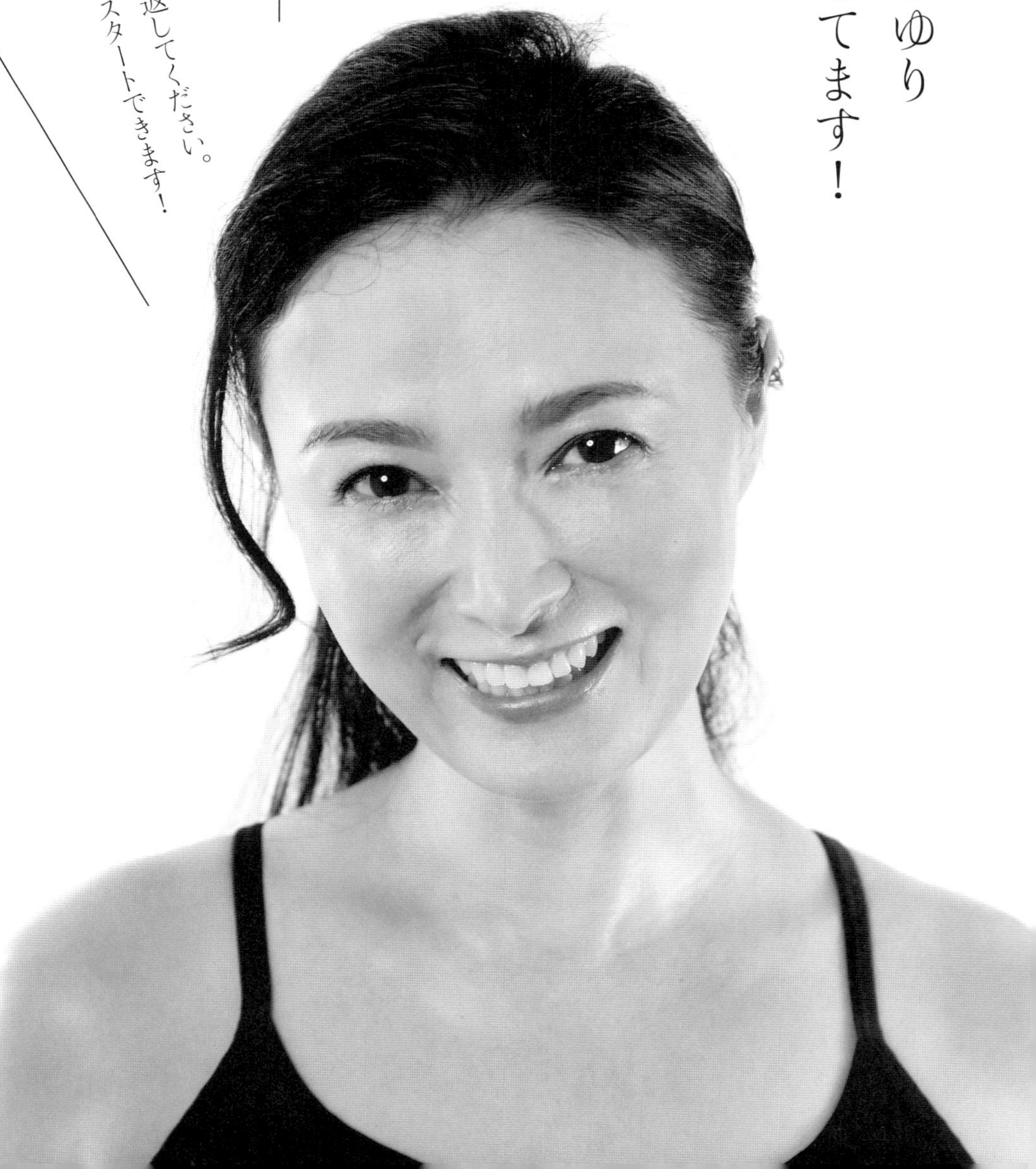

昔はこんなこと簡単にできたのに……と思った
そんなあなた!!

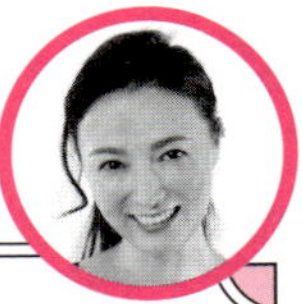

弾けたバブルも今は昔。
心地よきわが青春に思いを馳せるだけでなく、
鍛えることで取り戻そう、若き心と身体。

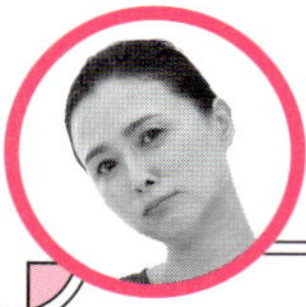

若い人に囲まれて、年だなぁ〜なんて
落ち込んでいる、そんなあなた!!

加齢を理由にしてはいけない。
年齢はただの数字。
その人を表すものではない。

もういいや！なんて、投げ出そうとしている
そんなあなた!!

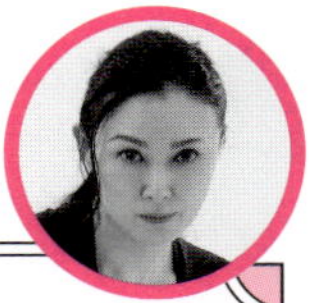

仕方がないことは、「仕方がない」。
でも立ち止まって考えてから、
「仕方がない」を受け入れよう。
やるべきことはきっとあるはず。

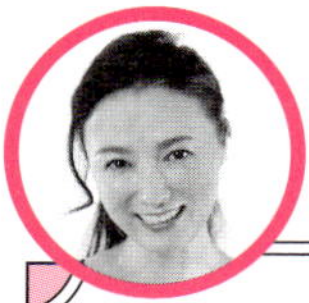

めんどくさいなぁ……と思い始めた
そんなあなた!!

代償動作をしている部位を探そう。
そこを鍛えず、ターゲットだけを鍛える。
年を重ねた分だけ要領よくやろう。

そもそもクセだから……と諦めかけている
そんなあなた!!

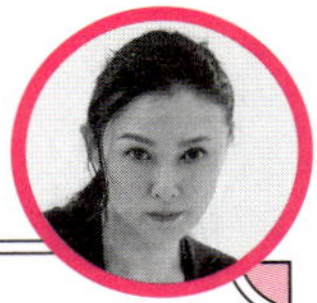

何事もやり方ひとつで、効果が変わる。
悪習は身に付きやすく、改めるのは難しい。
イメージをつかむことが大切だ。

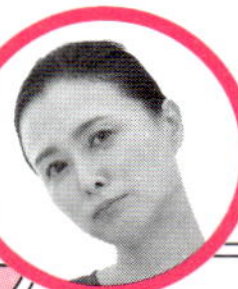

「痛いのは嫌いだし！」って腰が引けている
そんなあなた!!

心が痛いのはもうごめんだけど、
きれいになるための「痛い」は、辛抱できる。

どうせ私なんか……と意固地になっている
そんなあなた!!

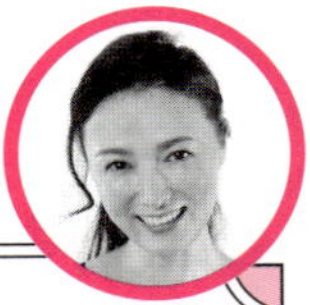

コンプレックスはいつか自分を助け、
特徴となり、個性になる。

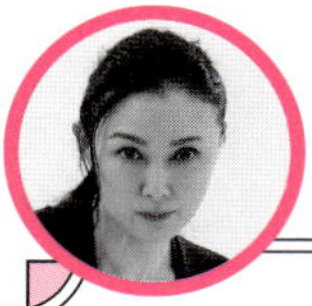

「あの人は特別だから……」と卑屈になっている
そんなあなた!!

人と自分を比べて、足りない自分を感じたら、
人を落とすのではなく、自分が上がればいい。

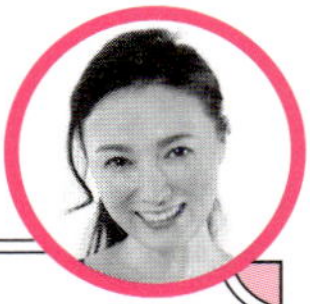

自分を大切にできない人は
人も大切にできない。
自分に尽くせない人は
人にも尽くせない。

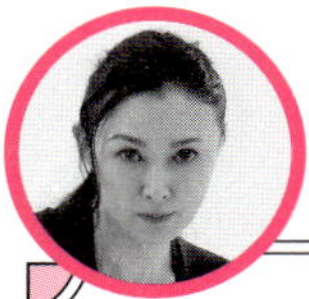

迷って、迷って、結局やめちゃう
そんなあなた!!

ここが分かれ目。
右か左か真ん中か。
決めるのは自分。やるのも自分。

世間体を気にして、適当にスルーしている
そんなあなた!!

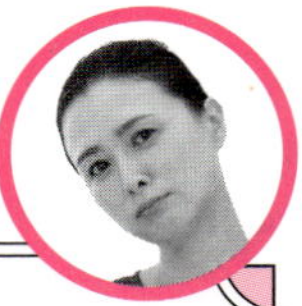

抗《あらが》い通し、抗い尽くした姿は美しい。
乱れた髪が美しいのと同じだよ。
頑張れ私、頑張れ人生、いつか見えてくる。

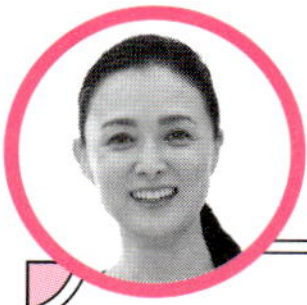

頑張ってきた「あなた」には
この言葉を!!

たまには身体に伝えよう。
やっとここまで来れました。
「あなたのおかげです、ありがとう」って。

おわりに

気づけば半世紀も生きてきて、芸能生活も30年を過ぎました。いつも、どんなときも、一生懸命でした。そのおかげか、今、私の毎日はとても充実していて、楽しく生きています。

一方で、これからの10年で何をするのかが課題であり、とても重要だと感じています。そのためには身体が資本。健康であることはもちろん、整った身体であること、整った心であることも大事だとわかってはいました。

それなのに、今までの私ときたら……。自分の身体や心は二の次にしていたんだなぁ、ずいぶんと身体と心に負担をかけてきたんだなぁと、トレーニングを通して実感しました。

これからを生きていくために、今回リセットの機会をいただけたことは、本当に幸せなことです。そして、なにかが私に『考えなさい』という時間をくれたのだと思います。

そして考えました。

『よく頑張ってきたね』と褒めてもらえる人生にしたい。
自分が納得できる何かを成し遂げたい。
優しく笑っていたいし、涼しげに立っている佇まいも身につけていきたい。
何かが起きたとき、余裕のある心で対処していけるようにもなりたい。
この瞬間を大切に、この経験を大切に、自分を大切に生きていきたい。
自分に尽くし、人に尽くし、人に愛され、人を愛していきたい。
身体と心の健康を保ち、おおらかに生きていきたい。
興味と好奇心を持ち続けて、清らかな思いで自分の人生を織り上げたい。
「ありがとう」をたくさんもらって、
「ありがとう」をたくさん言える人生にしたい。

漠然とした当たり前の、どこにでも転がっているような言葉ばかりかもしれません。幸せに対する想いは、みんな同じだと思います。

私は、身体のメンテナンスとトレーニングを通して、食事がいかに重要であるかということも知りました。食生活には比較的無頓着だった私に、今、自分の食事に対する考え方、取り組み方を変えようという意識が芽生えてきました。以来、フードトレーナーの三戸真理子さんのご指導のもと、食のトレーニングも始めました。

これからの自分がますます楽しみです。

1年後、3年後、10年後に、どんなことが起こっているのか、本当に楽しみです。

愛情をもって整えた「たおやかな身体と心」があれば、未来はきっと輝きます。

そして、いつからでも、なりたい自分になれると思います。

どうか、諦めないでください。

心の底から、そのひと言を皆さんにお伝えしたい気持ちでいっぱいです！

国生さゆり

ありがとうー!!

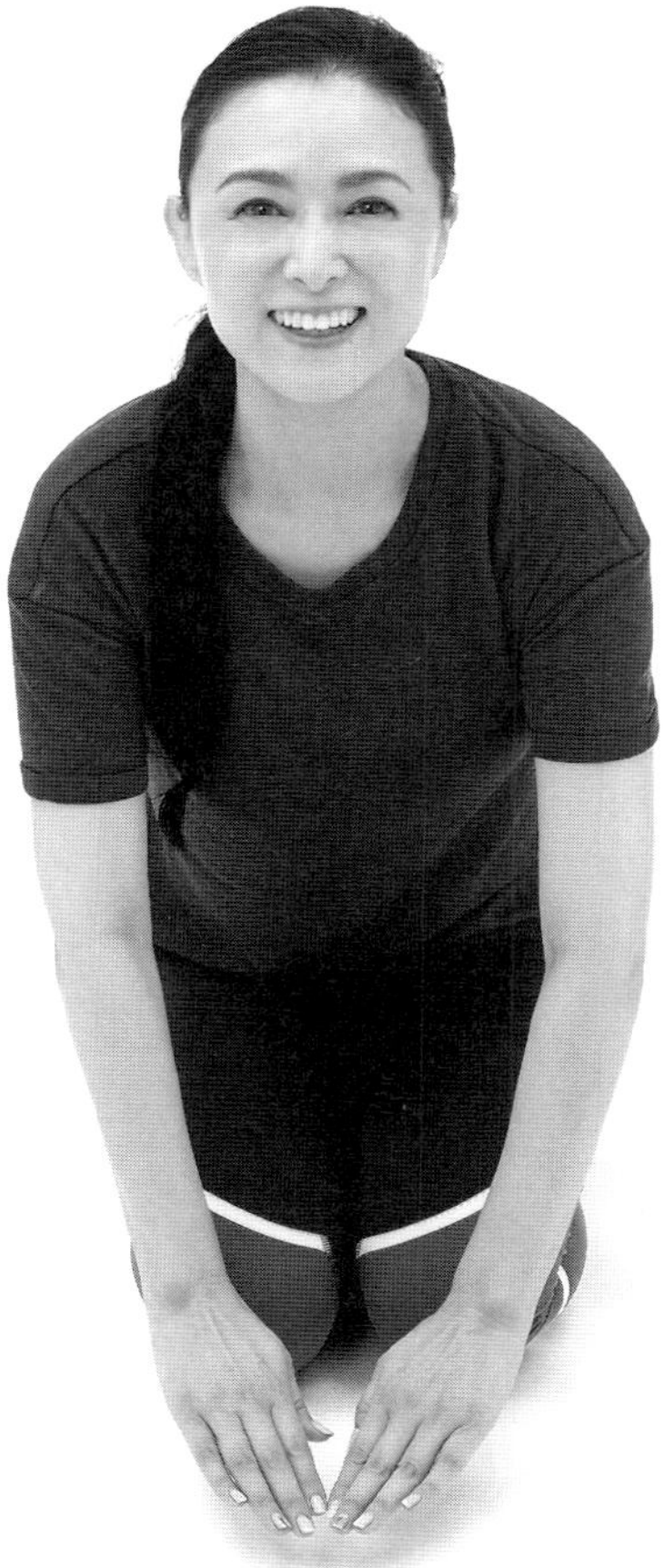

著者プロフィール

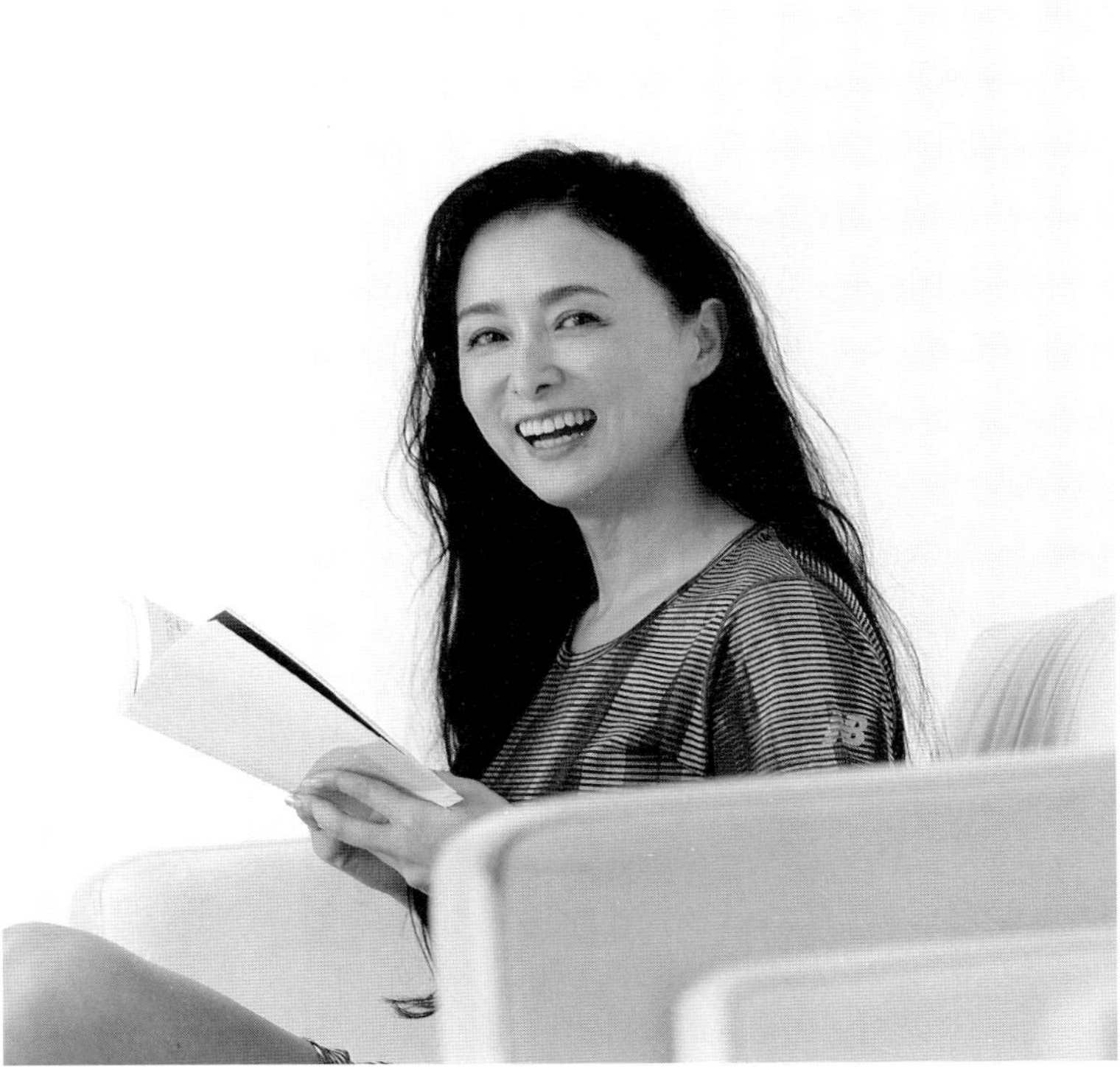

国生 さゆり（こくしょう さゆり）

鹿児島県生まれ、16歳の時に、父の転勤に伴い広島県呉市へ。高校在学中に、フジテレビ「オールナイトフジ」美少女コンテストで優勝。それを機に1985年4月フジテレビ「夕やけニャンニャン」スタート時から「おニャン子クラブ」のメンバーとして出演。1986年2月「バレンタイン・キッス」でCBSソニーからレコードデビュー。1987年3月、おニャン子クラブを卒業。現在は映画、ドラマと女優活動を中心に多岐にわたり活躍中。焼酎アドバイザー、薩摩大使、鹿屋市バラ大使、鹿児島県お茶大使、鹿児島県漬物大使、鹿児島県薩摩焼大使。

監修者プロフィール

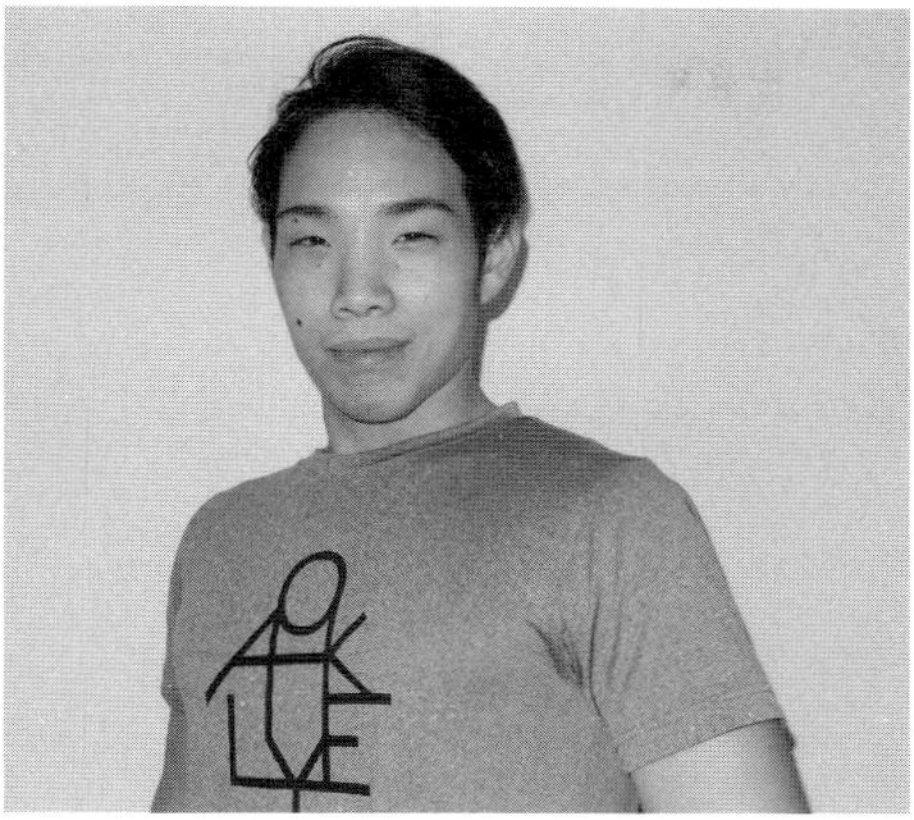

コンディショニングジム　VCL
東京都港区芝大門1-2-6
☎03-6821-6071　http://vcl0515.com

中村 雅貴（なかむら まさたか）

1989年生まれ、群馬県出身。「中村接骨院」を営む父親の背中を追い、柔道整復師の道を選び整骨院で3年間、整形外科で3年間勤務。現在は「NAS Wellness & Spa CLUB芝浦アイランド」にてパーソナルトレーナーとして活動するとともに2017年5月、コンディショニングジム株式会社VCL（東京・浜松町）を設立。理想とする重心体重のかけ方、そのための足の調整、歪んでしまった身体のメンテナンスなど、独自の手技で改善している。

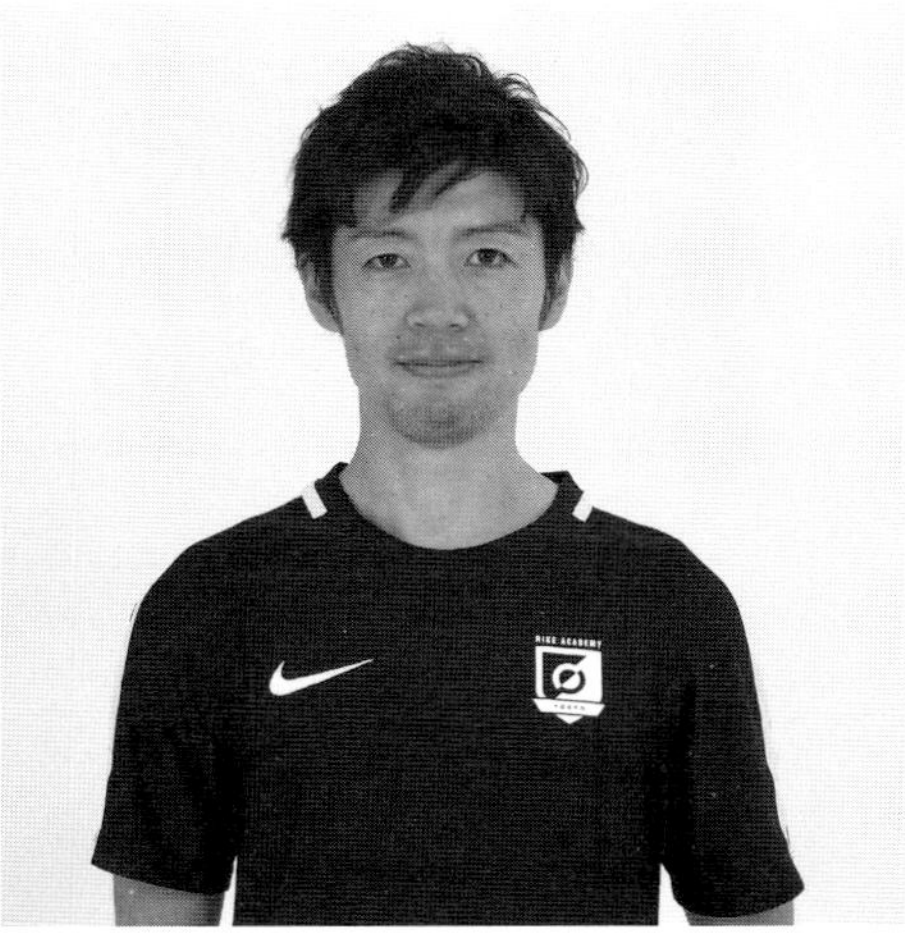

鈴木 友規（すずき ともき）

1985年生まれ、千葉県出身。Jリーグクラブの育成部トレーナーとして勤めた後、渡独。2012年からドイツブンデスリーガのクラブと鍼灸トレーナーとして契約し活動。現在はNIKE ACADEMY TOKYOのトレーナーとしてユース年代を指導するとともに、一般向けの運動指導やコンディショニングにあたる。現在は、「NAS Wellness & Spa CLUB芝浦アイランド」にてパーソナルトレーナーとしても活動中。

国生体操

身体を整えることは、心を整えること

2017年9月29日　初版第一刷発行

著者　国生 さゆり

体操監修　中村 雅貴
鈴木 友規

撮影　加納 真男也（ライトスタッフ）
ヘアメイク　内金 行史（sun droplet）
スタイリスト　松野 仁美
デザイン　土屋 和浩、黒須 直樹（G-love Inc.）
衣装協力　株式会社ニューバランス ジャパン
協力　福島 寛志（株式会社 セレンディップ）
中原 紫恵

発行者　佐野 裕
発行所　トランスワールドジャパン株式会社
〒150-0001
東京都渋谷区神宮前6-34-15　モンターナビル
TEL：03-5778-8599　FAX：03-5778-8743

編集　杉本 多恵
喜多 布由子
辻田 久実乃

営業　斉藤 弘光
田中 大輔
工藤 郁美

印刷所　日経印刷株式会社

Printed in Japan

ISBN978-4-86256-211-1